ÉTUDE

DE LA STÉRILITÉ

CHEZ LA FEMME.

1168) SAINT-CLOUD. — IMPRIMERIE DE Mme Ve BELIN.

ÉTUDE

DE

LA STÉRILITÉ

CHEZ

LA FEMME

(CLINIQUE DE PLOMBIÈRES.)

PAR LE DOCTEUR PH. HUTIN.

———

Dieu en animant la matière lui a donné la
faculté de transmettre la vie.
(DE LATENA, *Étude de l'Homme.*)

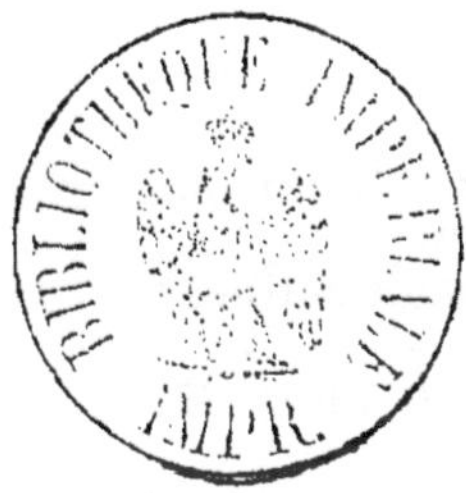

PARIS,

GERMER BAILLIÈRE, LIBRAIRE,

RUE DE L'ÉCOLE-DE-MÉDECINE, 17 ;

PLOMBIÈRES, CHEZ MESDAMES BLAIZE, LIBRAIRES.

—

1859

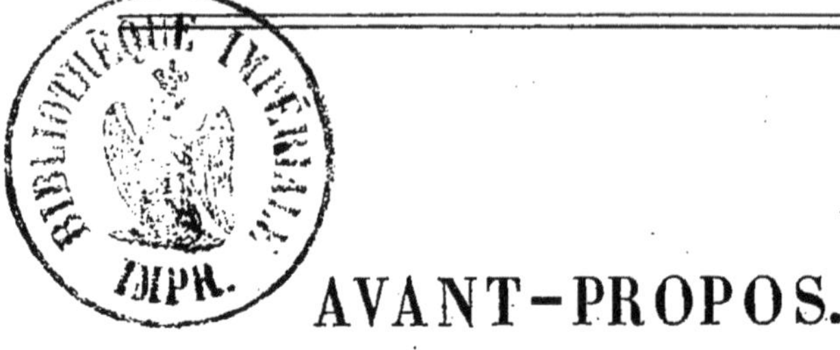

AVANT-PROPOS.

———

Parmi les lois providentielles qui régissent l'univers avec tant d'ordre, de sagesse et de sollicitude ; qui dominent et gouvernent les éléments de la matière dans leurs rapports, dans leurs combinaisons intimes, dans leurs métamorphoses incalculables ; qui assurent la perpétuité de la création dans ses formes infinies ; il en est une qui, par une sorte de délégation du pouvoir suprême, appelle les espèces organisées à se reproduire elles-mêmes, à créer des êtres destinés à les remplacer, car elles doivent mourir.

Cette loi de la reproduction, que toutes les créatures animées subissent à l'âge de leur perfection organique, manifeste sa puissante domination par un besoin instinctif, ardent, irrésistible, par une véritable effervescence vitale qui provoque l'union des sexes, et dont l'*amour* est l'expression. C'est le principe de tout ce qui respire, sorte de souffle divin, de puissance mystérieuse, qui anime le monde entier, et qui est la source féconde et inépuisable de toutes les générations qui se succèdent dans l'éternité, en se transmettant la vie comme un dépôt sacré dont elles n'ont, en quelque sorte, que l'usufruit.

Ne dirait-on pas, lorsqu'on considère toutes les perfections de forme, d'énergie, d'élégance et de beauté dont la Providence comble tous les êtres qui sont en pleine jouissance de la faculté de propager; lorsqu'on assiste à toutes les pompes, toutes les fêtes, toutes les jouissances dont elle les enivre à la saison de leurs amours, ne dirait-on pas, dis-je, que la reproduction est le but principal, unique même, de sa suprême sollicitude! Voyez en effet quand ce but est atteint, quand cette divine puissance de création va s'éteindre, avec quelle inflexible rigueur elle les dépouille peu à peu de tous les avantages, de tous les charmes dont elle les avait parés! Bientôt il ne leur restera de cette magnificence, de ces joies éphémères, qu'un souvenir, des regrets peut-être! Et quand ils auront passé quelque temps à en savourer l'amertume, à déplorer leur ruine, ils auront vécu !

Les invincibles attraits de la reproduction ne se font pas moins vivement sentir dans l'espèce humaine que dans les êtres inférieurs ; ils trouvent, au contraire, un ardent auxiliaire dans l'imagination qui en épure, en poétise le caractère matériel, comme la civilisation en modère, en adoucit, en règle l'entraînement instinctif ou brutal ; aussi est-ce à cette faculté que, dans l'état social, nous devons les plus douces jouissances de la vie. Mais si nous subissons tous cette loi universelle de l'amour, à la fois physique et idéale, si elle nous emporte tous irrésistiblement dans les charmes de la création ; il y a cependant parmi nous, quelques êtres que la nature semble avoir frappés d'une triste exception, et chez lesquels l'organisation paraît complétement dépourvue de l'attraction génitale, ou que des vices de conformation et diverses autres circonstances, que nous aurons à apprécier, rendent incapables de reproduire.

Les unions complétement stériles dans les sociétés modernes, me paraissent augmenter d'une manière affligeante, et cela surtout dans les classes qui s'élèvent aux premiers rangs de la civilisation. Il est vrai que, de nos jours, la stérilité n'est pas, comme chez les anciens, une espèce de honte ou d'opprobre; mais elle n'en est pas moins dans les familles, une cause d'ennuis, de chagrins, de reproches, quelquefois même de désunion, et, à ce point de vue, elle mérite toute notre sollicitude.

> Seigneur, préservez-moi, préservez ceux que j'aime,
> Frères, parents, amis et mes ennemis même
>   Dans le mal triomphants,
> De voir jamais, Seigneur, l'été sans fleurs vermeilles,
> La cage sans oiseaux, la ruche sans abeilles,
>   La maison sans enfants.
>   V. Hugo.

Quels regrets! quelle douleur pour la jeune femme qui se voit à jamais privée des caresses de l'enfant qu'elle aurait adoré! Hâtons-nous donc de lui apprendre que la stérilité absolue contre laquelle l'art reste impuissant, est assez rare, et cherchons à lui rendre l'espoir et le bonheur, en lui prouvant par des faits nombreux tirés de notre pratique, que son état n'est pas désespéré.

Je ne me dissimule pas toutes les difficultés, tous les écueils d'un sujet aussi délicat, à peine ébauché, si obscur, et je suis loin d'avoir la prétention d'en dévoiler tous les secrets, d'en résoudre tous les problèmes; mais depuis plus de vingt-cinq ans que je m'occupe de cette question, que j'entends les plaintes et les vœux de tant de familles, que tant de maladies de matrice et de cas de stérilité se sont présentés à mon observation, tant à Plombières, pendant la saison des eaux, que dans mes relations du monde, j'ai cru devoir offrir à mes confrères, un résumé des faits nombreux que j'ai suivis et étudiés avec soin, afin de leur soumettre les enseignements qu'une pratique consciencieuse, attentive, m'a permis de recueillir sur cette matière, et de concourir ainsi, dans la mesure de mes moyens, à éclairer une question qui intéresse à un si haut degré, la famille et la société.

En 1856, je disais (1), en résumant à ce point de vue ma clinique hydro-thermale, que sur 132 dames auxquelles j'ai donné des soins, à Plombières, contre la stérilité après plusieurs années de mariage, 58, à ma connaissance, étaient devenues enceintes,

---

(1) *Guide des Baigneurs aux eaux minérales de Plombières et dans les Vosges*, 4ᵉ édition.

et peut-être quelques autres également favorisées avaient-elles négligé de m'en informer. Depuis cette époque, j'ai soigné 27 personnes nouvelles, également mariées, sans enfants, depuis deux jusqu'à dix-sept ans : 12 sont restées stériles, 9 ont été fécondées quelques mois après leur traitement, et 6 autres après un an.

Ces résultats, qui donnent une proportion déjà satisfaisante de succès, laissent certainement encore beaucoup à désirer ; mais ils sont déjà assez importants, je crois, pour encourager un traitement peut-être trop négligé, ou qu'on ne poursuit pas toujours avec assez de persévérance.

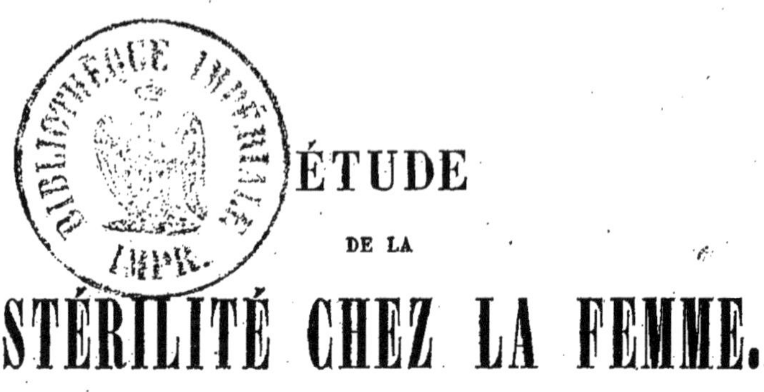

ÉTUDE

DE LA

STÉRILITÉ CHEZ LA FEMME.

CONSIDÉRATIONS GÉNÉRALES

SUR LES CAUSES DE LA STÉRILITÉ DANS L'ESPÈCE HUMAINE.

Il résulte de nombreuses observations, recueillies
à toutes les époques, que chez les femmes, surtout,
la faculté de reproduire peut être entravée ou in-
fluencée par une infinité de conditions dépendantes
de leur propre organisation, de leurs habitudes, ou
des circonstances au milieu desquelles elles vivent.
Il importe donc, avant d'aborder franchement l'examen particulier des causes de stérilité, de jeter un
coup d'œil sur les influences générales qui peuvent
augmenter ou diminuer les chances de fécondité.

1° Ages.

La reproduction est une œuvre tellement laborieuse
et qui soustrait à ceux qui s'y livrent une partie si
importante de leur puissance vitale, qu'il est sage,
avant de former des unions conjugales, d'attendre

1

que les sexes aient acquis toute la force, tout le développement dont ils sont susceptibles; ce n'est pas seulement pour eux une raison de santé, mais c'est aussi une source de fécondité, et de validité pour leur progéniture. Hier la jeune fille était enfant; aujourd'hui une révolution complète s'est opérée en elle : elle peut être épouse, elle peut être mère!... S'ensuit-il qu'il lui faille aussitôt user de cette faculté? Non, sans doute; le mariage est une période naturelle de la vie humaine, mais qui ne doit prendre cours qu'au temps rationnel, c'est-à-dire lorsque le corps, sol sur lequel doit germer une noble moisson, aura lui-même acquis toutes les conditions de puissance nécessaire à la produire forte et saine, et à la conduire à maturité. Or il y a loin de l'état d'une jeune nubile à la perfection organique que réclament les labeurs de la reproduction; elle est alors en pleine croissance et a besoin de toutes les ressources de son économie pour ses propres progrès. De quoi donc le germe humain tirera-t-il sa substance? Quand on pense à tout ce que la femme enceinte doit donner de sa propre vie au fruit qu'elle porte; quand on considère que des organes encore faibles ne peuvent parfaire l'œuvre qu'on leur impose, sans se ruiner, ne conçoit-on pas toute l'importance qu'il y a d'attendre l'entière maturité organique de la jeune fille avant d'en faire une épouse? Que de fois la phthisie, les déplacements ou maladies de matrice, des allanguissements insurmontables, la stérilité même, ne sont-ils pas venus affliger une jeune épouse à la suite et comme conséquence d'une union trop précoce. Chez les anciens Germains il était défendu sous peine d'infamie de se livrer aux voluptés sexuelles avant l'âge de vingt ans; et ce n'est pas sans raison que *J. César* attribuait à cette sage continence, la force et la belle taille de ces peuples.

Et ce que nous disons en faveur de la jeune fille, nous pouvons le répéter pour le jeune homme; celui-ci, pour ne pas s'épuiser avant l'âge, pour assurer à ses enfants une belle conformation, de la force et de la santé, doit avoir acquis un développement plus parfait encore; aussi lui faut-il quelques années de plus qu'à la jeune fille, pour acquérir toute la maturité de ses organes. Lorsque son corps est parvenu à ce point de perfection, sa puissance vitale est surabondante et elle aspire énergiquement à la reproduction.

Cette aspiration, cette attraction énergique et instinctive qui porte deux êtres bien organisés et arrivés au terme de leur développement, à s'unir, est une garantie de fécondité, c'est le véritable amour dans le sens de la nature.

Et quand la nature a ainsi manifesté ses vœux éternels de reproduction, par des signes certains et infaillibles, il ne faut pas trop retarder le moment de s'y livrer, car des accidents de plus d'un genre peu-

vent en résulter, surtout chez certaines jeunes femmes
dont l'organisation plus délicate et plus nerveuse, est
par conséquent plus vulnérable : la *chorée*, l'*hystérie*,
la *stérilité* sont de trop fréquents châtiments de la nature contre qui lui résiste ou viole ses lois éternelles.

Ainsi donc, si le mariage prématuré a ses risques,
il n'y en a pas moins à le reculer au delà de certaines limites. Ajoutons à ce que nous venons de
dire, qu'à un âge trop avancé, les organes reproducteurs manquent de souplesse, de dilatabilité, et que
pour n'avoir point été entretenus dans leurs facultés
par un exercice opportun, il arrive bien souvent
qu'ils ont tout à fait perdu l'aptitude à remplir
l'œuvre qui leur est dévolue; et si malgré cela la fécondation a lieu, il arrive que la grossesse et l'accouchement présentent des difficultés et des dangers
réels.

2° Tempéraments.

L'âge n'est pas la seule condition physiologique
qui exerce une influence bien manifeste sur la faculté
prolifique et sur les produits de la conception; les
tempéraments, les constitutions diverses n'ont pas
moins de corrélation avec l'énergie de la puissance
génératrice; ils méritent donc également à ce point
de vue, de fixer un instant notre attention.

On peut dire d'une manière générale que les tempéraments trop exagérés sont peu propres à la re-

production : ainsi les athlètes, qu'on pourrait prendre pour des modèles de la puissance humaine, sont au contraire généralement peu développés dans leur conformation sexuelle ; toutes leurs forces vitales sont concentrées dans le système musculaire. Ils sont organisés pour la lutte et les exercices qui demandent de la force ; l'espèce n'attend rien d'eux.

Il y a certaines femmes ardentes et sèches, aux formes accentuées et trop musculaires, *viragines*, qui rappellent un peu la constitution athlétique, comme la *Sapho*, qu'Horace désigne par l'épithète de *mascula*, et qui sont par cette même raison, peu aptes à la reproduction. La nature est vraiment abâtardie chez ces sortes de femmes que l'instinct, les goûts, les habitudes, la voix même, rapprochent si étrangement de l'homme ; elles n'ont plus de sexe.

Parmi les tempéraments lymphatiques, il y en a qu'on peut appeler frigides, et qui sont en général peu propres au congrès génital ; on les reconnaît à la mollesse de leurs chairs, au peu de développemen des organes générateurs qui semblent frappés d'une inertie originelle, à leur voix grêle, leur figure imberbe, à l'absence du système pileux, à leur apathie, leurs goûts efféminés, à leur indifférence sexuelle, etc. Les femmes qui présentent cette organisation torpide sont remarquables par la rareté, l'irrégularité, le peu d'abondance du flux menstruel, par un véritable dégoût pour les rapports sexuels, dans lesquels d'ailleurs elles se montrent d'une insensibilité et d'une froideur glaciale ; les organes générateurs sont peu développés, et les attributs féminins sont restés à l'état rudimentaire.

Par des raisons contraires et non moins certaines, les femmes douées d'un tempérament érotique, extrêmement nerveuses et irritables, chez lesquelles les rapports sexuels concentrent sur les organes génitaux un degré d'excitation extrême, en quelque sorte spasmodique, qui dépasse les bonnes conditions de fécondité, ne doivent pas plus espérer de leurs unions conjugales que les natures torpides.

Il en est de même de celles qui par goût ou par état, abusent de cette excitation utérine, et qui entretiennent un état d'orgasme perpétuel dans l'appareil reproducteur : elles sont sujettes aux hémorrhagies et aux avortements, quand par hasard elles arrivent à concevoir.

Parmi les tempéraments à fibres molles, il y en a quelques-uns qui se pénètrent de graisse jusqu'à différents degrés d'obésité, et chez lesquels toute l'activité vitale s'est concentrée sur le système nutritif et d'appropriation, aux dépens de tous les autres, et notamment des organes de la génération. Les femmes dans ces conditions conservent encore moins de chances de concevoir ; elles peuvent être comparées à ces fleurs stériles dont les étamines se sont converties en pétales par un excès de soins et de nourriture. Nous savons tous que les volailles grasses pondent peu, et que les mammifères qu'on engraisse ne tardent pas a perdre toute leur fécondité.

C'est donc entre tous ces extrêmes et dans ce qu'on peut appeler les tempéraments mixtes que se rencontrent les plus grandes chances de fécondité. Ce sont les tempéraments lymphatico-sanguins et modérément nerveux qui sont les plus favorables à la conception; les femmes qui en sont douées et qui se distinguent par des désirs sans ardeur, une sensibilité douce et par des passions plus tendres que violentes, sont assurées d'une nombreuse progéniture.

3° Disconvenances organiques.

Il y a dans la nature organique des sexes, des disconvenances, de scrètes antipathies organiques qui, bien que fort mystérieuses et difficiles à apprécier, n'en existent pas moins, et qui font qu'un homme et une femme bien constitués, bien portants, capables de procréer chacun séparément, ne peuvent cependant reproduire ensemble dans les conditions ordinaires de leur vie ; et j'insiste tout particulièrement sur ce point, parce que nous verrons plus tard qu'il suffit quelquefois de modifier ces conditions, de changer les milieux de l'existence, pour ramener la fécondité...

Remarquez bien, et ceci est important, que je ne veux pas dire que cette sorte de disconvenance puise sa source dans des sentiments affectifs froissés, dans des goûts ou des caractères opposés ; car l'indifférence la plus profonde, les répugnances les plus légitimes, la haine même, n'empêchent pas la conception. Cette sorte d'antipathie sexuelle existe dans le sang, dans l'organisation elle-même : j'ai vu bien des exemples de ce genre ; tout le monde en connaît.

Ces natures trop disparates dans les premières années de leur union, et qui restent stériles malgré les désirs les plus véhéments de se reproduire, finissent quelquefois à la suite de modifications qu'elles subissent avec l'âge, et par les habitudes d'une vie commune, par se rencontrer dans des rapports de convenances sexuelles, et par obtenir des enfants après de longues années de mariage. Tous les observateurs ont pu constater des faits de ce genre, et la Bible nous en fournit des exemples remarquables dans les rapports d'Abraham et de Sara, de Jacob avec Rachel, etc. Nous verrons d'ailleurs plus loin, que les modifications que le temps apporte quelquefois dans l'organisation de certaines natures, l'art peut les provoquer et les obtenir par des moyens que nous indiquerons.

Cette disconvenance sexuelle qui, contre toute prévision, contre tout calcul, se manifeste sous nos yeux, entre certains individus de même race ou de races sympathiques, se remarque d'une manière beaucoup plus générale, plus tranchée entre les sujets de races différentes et opposées; ainsi on a observé que les accouplements qui ont eu lieu entre les Européens et les sauvages de l'Océanie, sont restés presque tous stériles; on en compte à peine deux ou trois sur quarante, qui ont eu des enfants, et encore, faut-il le dire, les enfants issus de ces unions de races antipathiques succombent dans une grande proportion, et ceux qui survivent ne sont que peu ou pas féconds; les métis ne peuplent pas; ils ne se perpétuent qu'à la condition d'être entretenus par les types créateurs.

En Egypte, les *Mameluks* n'ont jamais pu propager leur race; leur union avec les *Nilotiques* est restée stérile, ou leurs enfants étaient incapables de vivre; les *Cophtes* mariés aux *Européens* sont restés stériles, ou ne produisent qu'une race impuissante; et, suivant M. *Boudin,* les métis des *Malais* et des *Hollandais* ne peuvent pas se reproduire au delà de la troisième génération. Nous verrons plus loin qu'il y a, au contraire, des races sympathiques dont la promiscuité donne des résultats extrêmement satisfaisants.

4° Consanguinité.

On a fait de nombreuses expériences dans les espèces animales, ayant pour but de rechercher ce qui peut résulter des alliances de parenté à des degrés plus ou moins rapprochés. *Sir J. Scbrigt, sir J. Sin-*

clair, et depuis eux beaucoup d'autres, ont constaté que les plus belles races perdaient progressivement toutes leurs facultés éminentes par les accouplements consanguins ; qu'elles s'abâtardissaient promptement ; enfin, que les sujets rapetissés, faibles et délicats perdaient bientôt jusqu'à la faculté de se reproduire.

Nous trouvons dans l'antiquité des faits qui ne sont pas moins concluants pour notre espèce : au dire de *Diodore de Sicile,* les mariages jadis autorisés en Egypte, entre frères et sœurs, étaient peu féconds et ne donnaient pas de beaux enfants ; et suivant *Xénophon*, l'inceste permis par *Zoroastre* chez les *Parthes* et les *Persans*, était suivi de stérilité, ou ne donnait que des individus dégénérés.

Les médecins attentifs et philosophes qui, à toutes les époques, se sont occupés des conditions de beauté et de fécondité de la race humaine, n'ont pas manqué de signaler en première ligne, les inconvénients des alliances consanguines. On remarque, en effet, que les familles qui, par des raisons quelconques, s'unissent entre elles, ne produisent généralement que très-peu d'enfants, et que quelques-unes s'éteignent après quelques générations. Il faut ajouter aussi que bien souvent les enfants issus de ces mariages, dégénèrent beaucoup dans leurs facultés physiques et morales ; que les uns succombent jeunes, et que d'autres, plus malheureux encore, affligent la société du spectacle

de leur nullité ou de leur existence valétudinaire.
N'est-ce pas ainsi et sous l'influence de cette cause
que, de nos jours, certaines grandes familles d'Europe, ont vu s'éteindre les qualités éminentes de leurs
souches, et sont tombées dans une déplorable et humiliante impuissance ?

D'après les tableaux de la folie, rédigés avec soin
par divers aliénistes, et particulièrement aux Etats-
Unis, il est constant que les sujets qui naissent de ces
alliances consanguines, donnent une proportion beaucoup plus considérable d'aliénations, que les individus engendrés dans des conditions différentes, et cela
peut se concevoir ; car s'il existe dans une souche
quelques travers d'esprit, quelques passions dominantes ou certaines lacunes dans les facultés morales,
il y a évidemment de grandes chances de voir ces
tares de l'intelligence s'aggraver dans la multiplication de la famille par son propre sang. Et ce qui est
vrai au moral, ne l'est certes pas moins au physique.
Qu'y a-t-il dans la science de plus évident, de plus
généralement accepté que cette loi fatale de l'hérédité? N'est-ce pas elle qui perpétue dans les familles
les tempéraments, les constitutions, les prédispositions à certaines maladies, et ces funestes diathèses
qui en sont des germes latents à l'état de diffusion
dans toute l'économie ?

Et pour mon compte, j'ai remarqué bien des fois,
dans mes rapports de profession ou de société, com-

bien ces sortes d'alliances étaient regrettables au point de vue de l'espèce ; et combien, au contraire, les résultats étaient satisfaisants dans les unions de familles différentes et remarquables par des qualités variées.

Agrippine dit de Néron :

> Il se déguise en vain ; je lis sur son visage
> Des fiers Domitius l'humeur triste et sauvage ;
> Il mêle, avec l'orgueil qu'il a pris dans leur sang,
> La fierté des Nérons, qu'il puisa dans mon flanc.

C'est donc par le croisement des familles, comme par le croisement des races animales, qu'on peut obtenir les plus belles espèces, et aussi, dit-on, un plus grand nombre des mâles. Et cette loi paraît embrasser la plupart des êtres vivants. Le cultivateur intelligent, qui veut conserver la qualité et l'abondance de ses récoltes, change le sol ou ses semences au moins tous les deux ans. Les éleveurs cherchent toujours la perfection de leurs races en les croisant avec des espèces qui peuvent leur communiquer des qualités nouvelles. Et cela se comprend : la vie s'allanguit dans une tige qui vieillit, et ses formes s'altèrent ; elle ne peut plus donner la force, la vigueur, la beauté qu'elle a perdue. Il faut donc greffer ces races, qui tendent à dégénérer, sur de nouvelles tiges ; il faut renouveler leur sang dans un sang étranger, plus fort, plus jeune, plus vital, pour leur rendre une séve plus énergique, une organisation plus vigoureuse.

Pour qui observe et réfléchit, cette loi du croisement des races sympathiques, et qui se complètent réciproquement, exerce à la longue une influence remarquable dans notre espèce, et je suis très-porté à penser que plus il y a de sangs divers combinés dans les races et dans les nations, plus ces races et ces nations s'ennoblissent et s'élèvent en sociabilité et en intelligence.

La race juive, souvent asservie par les peuples asiatiques et romains, est chaque fois sortie d'esclavage, plus intelligente, plus belle, plus avancée, plus industrieuse, par le mélange de son sang avec celui de ses dominateurs.

N'est-ce pas le sang tartare qui est venu redonner de loin en loin, un caractère plus ferme et des formes plus accentuées au peuple chinois, naturellement si efféminé, si timide et si lâche?

Suivant *Pallas*, le croisement des Russes avec les Tartares Mongols, produit une fort belle espèce.

Les migrations des peuplades du Nord ne sont-elles pas venues elles-mêmes, en vertu de la même loi, rendre du ressort et du courage aux nations opprimées par les empereurs romains, en se croisant avec elles? Toutes les vieilles races abâtardies par un long esclavage, se sont retrempées dans le sang de peuples plus récents et plus énergiques.

Les Indiens, asservis par les Mongols, tempèrent par leur sang plus calme, la férocité de leurs vainqueurs, etc. L'étude des nations, à ce point de vue,

donnerait, j'en suis certain, des résultats curieux et
du plus grand intérêt. Et pour dire un mot ici de notre beau pays, n'est-il pas évident que la France,
primitivement habitée par des populations *celtiques*
et *kymriques,* races différentes, mais parfaitement
sympathiques, est une des contrées qui ont été le plus
souvent envahies ou traversées par des peuplades
diverses, conquérantes ou nomades; que ces hordes
étrangères se sont fondues plus ou moins dans les
races indigènes, et que ces mélanges de sangs diver-
sement doués, sans altérer profondément les types
originaux, en ont fait une nation qui, pour l'intelligence, la civilisation, les arts, les lettres, la force, la
beauté, la bravoure, la générosité, n'a rien à envier
à aucune autre.

Ces écueils de la fécondité et de l'espèce, que nous
venons de signaler dans les unions précoces ou tar-
dives, comme dans les unions consanguines ou antipathiques, ne sont pas les seuls qu'il faut éviter dans
le mariage; car si le croisement des familles, assure à
leurs descendants, un certain degré de perfection, de
beauté et de vigueur, il faut pour cela qu'elles soient
elles-mêmes saines, bien portantes, robustes, intelligentes; il faut donc aussi, dans le choix des époux,
repousser sans pitié ceux qui présentent des vices de
constitution, ou qui sont menacés de ces tristes maladies héréditaires dont leurs familles sont malheureusement entachées.

Il ne faut pas moins repousser et flétrir ces unions immorales dans lesquelles l'ambition des parents sacrifie les doux penchants d'une jeune fille, à la convoitise luxurieuse d'un vieillard. La stérilité est une suite trop commune de ces forfaits, et s'il survient des enfants ils manquent ordinairement de vitalité; ils sont enclins aux affections scrofuleuses et rachitiques, à l'idiotisme, à l'épilepsie, etc.; et quand ils échappent à ces tristes misères, ils vieillissent de bonne heure; ce sont de jeunes vieillards qui n'ont reçu qu'une vie usée, et qui souvent s'éteint avec eux.

Il faut donc entre les sexes une certaine conformité d'âge, une certaine convenance organique, non-seulement pour assurer la reproduction, mais encore pour produire une descendance forte, belle et saine; comme il faut un certain degré d'harmonie dans les goûts, dans les sentiments, dans le caractère, dans l'éducation, pour en assurer le bonheur. Cette sympathie, à la fois physique et morale, se manifeste par une sorte d'attraction instinctive qui rapproche deux êtres involontairement, et leur révèle un secret unisson de leur nature.

Ces rapports harmonieux ne cherchent pas toujours leurs lois, leurs raisons dans une parfaite conformité d'âge, de tempérament, de constitution ou d'intelligence, mais bien plus habituellement dans quelques légers contrastes organiques et moraux qui, loin de se choquer et de se repousser, aiguisent singulièrement, au contraire, les charmes du corps et de l'esprit, et resserrent les liens conjugaux par les attraits de la diversité, tout en assurant aux enfants des facultés solides et précieuses.

Plusieurs autres causes peuvent également exercer une certaine influence générale sur les chances de stérilité; tels sont les climats, la nourriture, etc., qu'il importe d'examiner aussi d'une manière succincte, en vue surtout des indications qu'on peut en tirer dans la pratique.

5° Climats et races.

Lorsqu'on jette un coup d'œil sur les diverses régions du globe et qu'on y considère les peuples au point de vue de la reproduction, on est frappé des différences qu'ils présentent dans leurs facultés prolifiques. Certains climats paraissent comprimer et amoindrir cette faculté, tandis que d'autres semblent lui imprimer un très-grand développement.

En général la fécondité est peu considérable chez les races qui vivent dans les températures extrêmes; les populations y restent toujours fort rares, comparativement. Ainsi les Groenlandais, les Esquimaux, les Lapons, les Samoïèdes, les Ostiaques, et tous ces mirmidons qui habitent vers les pôles, se reproduisent peu, bien que les femmes y soient nubiles de 12 à 13 ans; il est vrai qu'elles y perdent extrêmement peu de sang. Il semble que le grand froid, qui

glace ces contrées stériles, empêche le développement des facultés génératrices, comme il s'oppose à la
végétation des plantes, à l'épanouissement des fleurs.

Il en est de même sous les zones équatoriales,
entre les tropiques, où l'ardeur énervante du climat, la polygamie, la facilité et l'abus des jouissances, anéantissent la vigueur sexuelle et la faculté
prolifique. Il faut ajouter que dans ces climats tor-
rides la menstruation est en général fort abondante,
et que par cela même la fécondité y perd de ses
chances, ainsi que nous le verrons plus tard.

On remarque qu'en Amérique la population s'est
doublée en vingt-cinq ans ; mais tout en reconnais-
sant la fécondité de la race américaine, il faut cependant convenir que les immigrations ont dû avoir, à
plus d'un point de vue, une certaine part dans ce
résultat.

En Europe la faculté de propager est en général
assez considérable, mais il faut remarquer qu'elle
présente de grandes inégalités dans les divers Etats ;
il est tout à la fois curieux et intéressant d'en suivre
les différents degrés. Et d'abord il paraît évidemment
résulter de cette étude, qu'un climat modérément
froid n'est pas contraire à la multiplication de l'espèce, car la fécondité des Suédoises a été célèbre à
toutes les époques ; elles font en moyenne huit ou
dix enfants, et beaucoup en ont davantage. On rap-
porte à cet égard qu'au commencement du xviiie siècle

l'Islande ayant été dépeuplée par une maladie contagieuse, le roi de Danemarck encouragea la reproduction humaine dans ses États, par un décret qui garantissait l'honneur à toutes les filles qui concourraient à repeupler leur patrie. Aussitôt toutes les Islandaises se mirent à l'œuvre à tel point et avec une telle ardeur, qu'il ne fallut rien moins qu'une loi sévère pour calmer leur zèle patriotique.

Disons ici pour expliquer la fécondité de cette partie de l'Europe et de toutes celles qui présentent des conditions semblables, que les jeunes filles n'y sont pas réglées avant quinze à dix-sept ans, que leur organisation relativement plus calme, a eu par conséquent tout le temps de se développer, de prendre la consistance et la vigueur nécessaires à l'accomplissement des charges de leur sexe.

A mesure que de ces régions si prolifiques, véritables pépinières du genre humain, on avance vers l'équateur, on voit la fécondité diminuer d'une manière sensible. Après les Islandaises viennent successivement les Hollandaises, les Flamandes et les Russes des contrées occidentales; puis les Allemandes et les Anglaises; puis les Françaises qui donnent une moyenne de trois à quatre enfants, enfin les Italiennes, et en dernier lieu les Espagnoles et les Portugaises qui sont de toutes les Européennes les moins fécondes, parce que dans la péninsule ibérique, comme sous les tropiques, la menstruation est trop précoce, trop abondante, et que les organes sexuels y sont doués d'une surexcitation qui entretient une ardente luxure, beaucoup moins favorable à la reproduction, que le chaste amour des septentrionaux.

6° Alimentation.

Il faut avoir égard dans ces résultats, qui tiennent à la fois du climat et de la prédestination des races, au mode d'alimentation qui n'a peut-être pas moins d'influence que le climat sur la faculté de reproduire. Ainsi, à côté des Américains que nous avons signalés pour leur fécondité, nous voyons des peuplades sauvages qui ne trouvent dans leur vie errante, et sans souci du lendemain, qu'une nourriture irrégulière, souvent trop peu restaurante, et qui peuplent infiniment peu en comparaison de leurs voisins des États-Unis qui vivent dans l'abondance.

A toutes les époques et dans tous les pays, les statisticiens ont en effet remarqué que dans les années de disette, la reproduction était toujours en déficit. *Sine Cerere et Baccho friget Venus.* Une nourriture abondante et de bonne qualité est donc aussi une condition favorable à la fécondité.

La nature de l'alimentation habituelle, semble aussi avoir quelque importance à cet égard; et d'abord il paraît bien évident que le poisson et les coquillages dont se nourrissent principalement les peuples ichthyophages, comme toutes les populations qui habitent les bords de la mer, sont en très-grande partie la source de leur extrême et proverbiale prolificité.

On a également observé que dans la Sologne et quelques parties de la Bretagne et des Vosges, où les habitants se nourrissent communément de pain de sarrasin, la faculté de reproduire atteint une activité considérable.

Il n'en est pas de même de l'abus des liqueurs spiritueuses qui paraît exercer une influence tout à fait contraire à la fécondité ; cela résulte du moins d'un travail curieux d'*Alberti* sur l'ivresse des femmes, et dans lequel il prouve qu'à ce point de vue les boissons alcooliques sont plus funestes chez elles que chez les hommes.

7° Émigration.

Bien que l'organisation humaine jouisse à un très-haut degré, de la faculté de supporter de grandes variations climatériques, de s'implanter dans toutes les latitudes, il ne faut pas croire cependant que l'émigration soit pour notre espèce une chose indifférente et particulièrement au point de vue de la reproduction. Une femme destinée à une grande fécondité dans son pays, sous le ciel, qui convient à sa nature, parce que son organisation est appropriée à toutes ses influences, peut perdre, temporairement du moins, la faculté génératrice dans un climat très-différent.

Il est certain que les femmes européennes qui émi-

grent dans l'Amérique du Sud et surtout dans les
Indes orientales, y restent souvent plusieurs années
sans concevoir : une révolution profonde s'opère peu
à peu dans leur nature, le climat imprime à leur
organisation une nouvelle manière d'être, les fonctions de la peau et des glandes, se développent avec
une grande énergie ; l'ovulation elle-même prend
de l'activité, les règles deviennent plus abondantes,
et ce n'est que quand elles se sont entièrement accli-
matées qu'elles retrouvent la plénitude de leurs facultés génitales ; et encore, au dire de bons observateurs, il leur arrive souvent de faire des fausses
couches ou de ne produire que des enfants dégénérés, ou fort peu aptes à la reproduction.

Il ne faut pas confondre l'émigration avec les
voyages, qui ne sont que des modificateurs passagers
et qui n'impriment qu'une secousse légère dans la
vitalité de l'organisation, sans lui demander une ré-
forme profonde et complète. Nous verrons dans la
suite qu'on peut au contraire, dans certains cas, uti-
liser les voyages au profit de la fécondité.

8° Influence des saisons.

Notre espèce se distingue de la plupart des autres
par la faculté qu'elle a de concevoir à toutes les
époques de l'année ; mais toutes cependant ne paraissent pas être également favorables à l'imprégnation sexuelle ; en France du moins il en est ainsi, et

cela résulte des tables de naissances qui constatent qu'il naît plus d'enfants en janvier, février et surtout en mars. C'est donc au printemps que se réunissent toutes les conditions les plus favorables à la fécondation ; c'est cette époque de l'année que nous pouvons appeler *geniale tempus*. La nature, en effet, comprimée dans tous les êtres organisés, par les rigueurs de l'hiver, se dilate, s'épanouit, s'échauffe aux premiers rayons du soleil ; tout s'anime d'une nouvelle existence ; les plantes comme les animaux se parent de leurs plus riches atours ; tous s'attirent, se convient à l'amour et exhalent des chants d'allégresse, des soupirs de volupté.

Cette influence pour être plus dissimulée, moins expansive dans l'espèce humaine, n'y révèle pas à un moindre degré tout le prestige de ses charmes. Il y a certes parmi nous, peu d'êtres assez mal doués, ou assez peu attentifs à ce qui se passe en eux, pour ne pas avoir senti aux tièdes brises du printemps, qu'un souffle divin ravivait tous les charmes de leur vie, et que l'empire des sentiments et des désirs conjugaux se manifestait avec une nouvelle ardeur, à l'aspect réjouissant de cette résurrection universelle.

9° Circonstances dans lesquelles s'opère la fécondation.

Si toutes les saisons n'inspirent pas au même degré l'entraînement des rapports sexuels, si toutes ne sont pas également favorables à la conception, la femme elle-même n'y présente pas toujours une égale aptitude ; il s'opère au sein de ses organes, et à des époques à peu près régulières, un travail d'ovulation et de ponte qui se traduit au dehors par l'apparition du flux menstruel, et qui fixe le moment le plus propre à la fécondation ; c'est donc immédiatement avant et après les règles ou dans les quelques jours qui suivent, que les femmes conçoivent le plus habituellement, au moins quatre-vingt-quinze fois sur cent. Pendant cette période, tout révèle dans son organisation, les aptitudes et les besoins de son sexe : le col de la matrice est dilaté et béant, le système nerveux est le siége d'une émotion dont elle connaît les tendances et le point de départ ; ses instincts générateurs sont excités au plus haut degré.

On objecte, à la vérité, à ce système de l'ovulation menstruelle, qu'il arrive quelquefois que la fécondation a lieu plus de quinze jours après la fin des règles, et par conséquent longtemps après la ponte régulière ; mais cela ne prouve qu'une chose, c'est qu'il y a des pontes supplémentaires, et cela est bien certain. J'ai constaté plusieurs fois chez grand nombre de femmes, et comme chose fort commune pour elles, le retour, dans l'intervalle de deux époques menstruelles bien franches, de tous les phénomènes d'une véritable ovulation supplémentaire, parfaitement caractérisée par l'excitation des instincts sexuels; par un malaise indéfini, un peu de gonflement du bas-ventre, un léger suintement sero-muqueux, ou même une faible apparition sanguine de quelques heures, d'une journée au plus, par la dilatation du col utérin, etc. Je suis surpris de ne trouver aucun fait de ce genre dans les auteurs qui ont traité de ces questions intéressantes, et je suis bien certain qu'ils ne sont pas rares.

10° État social.

Considérée toujours d'une manière générale, la stérilité paraît devenir d'autant plus fréquente qu'on s'éloigne davantage de l'état de nature ; elle s'accroît évidemment avec la civilisation et avec la fréquence déplorable des maladies de matrice ; aussi dans les campagnes cette plaie des familles, est-elle beaucoup moins commune que dans les grandes villes, et ici encore ce sont les classes élevées qui en sont le plus communément frappées. C'est que l'éducation physique et morale que la société exige des jeunes filles, est vicieuse sous plus d'un rapport ; c'est qu'on perd trop de vue le but de l'existence sexuelle de la femme, et qu'on néglige complétement de seconder cette prédestination organique, par une hygiène qui concoure aux bonnes fins de la nature. Au contraire, à peine sorties du maillot, on les moule dans des corsets qui paralysent l'essor du développement régulier, qui sacrifient la force et la santé à une élégance arbitraire de la taille, et qui, en comprimant de bonne heure, les organes du ventre, les refoulent en bas et les forcent à se réfugier dans le bassin où leur présence contre nature devient une cause commune des déplacements de l'utérus, et par conséquent de la stérilité.

11° Défaut d'équilibre entre l'état moral et physique.

On a aussi remarqué de tout temps, que les personnes qui s'absorbent dans des études profondes et continues, comme celles que dévorent les passions tristes et opiniâtres, sont en général peu fécondes et finissent quelquefois par perdre entièrement les facultés génitales. C'est que, dans ces cas, toute l'activité vitale se retire des organes sexuels qui tombent peu à peu dans une complète inertie : l'histoire nous a conservé quelques exemples de ces stérilités célèbres, dont *Newton* a fourni l'un des plus remarquables. Il faut dire cependant que cette sorte de sédation que le moral exerce sur le physique, a beaucoup moins d'empire sur la femme que sur l'homme, et cela se conçoit, puisque pour couronner l'œuvre d'amour, elle n'a besoin que de céder aux caresses de son mari ; mais elle n'en subit pas moins l'influence dans une certaine mesure, ainsi que l'atteste l'observation des femmes qui ont consacré leur vie au travail intellectuel, et qui ont attaché leur nom à des travaux d'esprit qui honorent leur sexe.

La stérilité est infiniment plus rare chez les hommes que chez les femmes, trente fois au moins, suivant *Manningham*, et déjà, dans tout ce qui précède, on a dû en pressentir les principales raisons ; cependant, quand on est consulté pour un fait de stérilité, il est convenable, avant de décider une jeune épouse à un examen scrupuleux, qui répugne toujours à sa candeur et que sa délicatesse s'ingénie à entourer d'une sorte de honte, de savoir préalablement de son mari s'il jouit de toute la puissance de ses facultés viriles, s'il n'a aucune imperfection dans la conformation de ses organes, et si, par des excès, des habitudes funestes, des diathèses, des cachexies, la liqueur fécondante n'a pas subi de détériorations capitales dans ses principes constituants, ou si, par certaines médications, des affections morales, des travaux opiniâtres de l'esprit, etc., il n'est pas tombé dans l'anaphrodisie.

En général, les causes de stérilité chez les hommes, se réduisent à un petit nombre, et, le plus souvent, elles peuvent céder à quelques moyens simples, tirés de l'hygiène et de la thérapeutique, à de petites opérations destinées à corriger certaines imperfections des organes.

Mais chez la femme, au contraire, en raison de la diversité des organes qui concourent à la reproduction, en raison du rôle délicat, et en quelque sorte mystérieux qui est attribué à quelques-uns, les causes sont plus nombreuses, plus variées et moins bien connues; c'est à leur étude spéciale que nous allons consacrer tous nos soins, en écartant toutefois ces vices radicaux de conformation, ainsi que ces désorganisations profondes qui rendent à jamais la reproduction impossible, et contre lesquels l'art est impuissant.

DE LA STÉRILITÉ CHEZ LA FEMME.

L'importante fonction de la génération exige chez la femme, le concours de plusieurs organes : les uns, en quelque sorte extérieurs, se composent de la *vulve* et du *vagin* destinés à l'incitation génitale et à la libre conjonction des sexes.

Les autres, plus profonds, chargés d'un rôle plus mystérieux, sont complétement soustraits à l'empire de la volonté. Ceux-ci comprennent : les *ovaires*, chargés de l'élaboration et de la ponte ovulaire ; les *trompes* qui saisissent l'œuf humain pour le transporter dans l'organe de la gestation ; la *matrice,* sorte de nid dans lequel la mère le couve pendant neuf mois, en le pourvoyant de tous les principes de son développement, qu'elle puise dans son sang, dans sa propre vie.

Enfin, nous mentionnerons en dernier lieu, bien que tout à fait étrangers au sujet de ce livre, les organes de la lactation qui complètent le système reproducteur, et qui couronnent si dignement la sainteté de l'œuvre génital.

Pour compléter l'intelligence des rôles attribués à chacune des parties de l'appareil génital, et aussi pour faire comprendre quelques-unes des causes de stérilité que nous ferons connaître dans la suite, nous devons ajouter ici que dans l'acte de la génération, chaque organe déploie une activité spéciale dans l'accomplissement de sa fonction; que la matrice, notamment, ne reçoit pas purement et simplement, ou passivement, d'un côté l'ovule, et de l'autre la liqueur destinée à lui imprimer la vie, mais que cette rencontre des deux éléments de la reproduction (*a*), est entièrement subordonnée à une sorte d'attraction active de la cavité utérine, en vertu de laquelle, d'une part, les trompes s'appliquent hermétiquement sur la surface des ovaires, pour y happer en quelque sorte l'ovule arrivé à maturité, et de l'autre, le col utérin béant exerce une aspiration sur la liqueur fécondante, au-devant de laquelle on le sent quelquefois se projeter violemment.

Pour remplir suivant les vœux de la nature la mission qui lui est attribuée, l'appareil génital proprement dit doit avoir acquis dans toutes ses parties, un développement complet, une conformation correcte, être sain et jouir d'une activité physiologique régulière. C'est donc, en général, dans l'absence de quelqu'une de ces conditions qu'il faut rechercher les causes nombreuses de stérilité chez la femme; nous allons les étudier successivement.

(*a*) Cette rencontre a souvent lieu dans les trompes.

CHAPITRE PREMIER.

CONFORMATIONS VICIEUSES. DÉVELOPPEMENTS IMPARFAITS.

Nous n'avons pas à examiner ici ces diverses formes de développements rudimentaires, ces vices radicaux de conformations qui rendent la stérilité à jamais incurable ; nous n'entendons, ainsi que nous l'avons déjà dit, nous occuper que de ces organisations défectueuses, de ces états irréguliers contre lesquels l'art offre des ressources plus ou moins efficaces.

ARTICLE PREMIER.

IMPERFORATION DE LA MEMBRANE HYMEN.

En procédant de l'extérieur à l'intérieur, l'imperforation de l'hymen est la première circonstance qui se présente parmi celles qui peuvent rendre les rapports sexuels infructueux et même impossibles. Cet état se révèle ordinairement, aux premières époques de la menstruation, par tous les accidents de la rétention sanguine dans les organes génitaux. Aussi doit-on généralement en avoir fait justice longtemps avant le mariage. Cependant nous verrons bientôt qu'il n'en est pas toujours ainsi. J'ai eu plusieurs fois l'occasion d'observer des faits de ce genre; en voici quelques-uns.

Obs. 1re. — Je fus consulté, en 1835, pour une jeune fille de dix-sept ans, bien constituée, qui n'avait présenté jusque-là aucune apparition menstruelle. Depuis quelque temps elle éprouvait des souffrances périodiques, avec un gonflement progressif et douloureux du ventre; sa santé s'altérait, et sa famille commençait à se tourmenter de son état, à concevoir des soupçons fâcheux. Appelé au moment de l'une de ses crises mensuelles, je reconnus tous les phénomènes d'une dysménorrhée, et je conçus la pensée d'une imperforation de l'hymen. Je demandai en conséquence, de procéder à un examen plus direct : le bas-ventre était arrondi et extrêmement sensible, la membrane hymen, distendue et allongée en cône, formait entre les lèvres, une saillie considérable, d'un rouge livide, qui gênait l'émission de l'urine. Je fis immédiatement au centre de cette tumeur une ponction qui donna issue à une grande quantité de sang épais, visqueux, brun et sans odeur; j'agrandis ensuite crucialement cette ouverture qui mit fin à tous les accidents, en donnant cours au flux menstruel.

Depuis lors j'ai recueilli quelques autres observations à peu près semblables; en voici une qui s'est offerte à moi tout dernièrement, et dont l'exposé m'a été donné par mon ami le docteur Migon, qui a été appelé à faire l'opération.

Obs. 2e. — Mlle ***, âgée de vingt et un ans, d'une constitution assez bonne, d'un tempérament lymphatique, chloro-anémique, et assez mal portante depuis longtemps, n'a jamais été réglée.

Appelé à lui donner des soins à l'occasion d'une des crises de souffrances auxquelles elle est sujette, je la trouve en proie à des coliques violentes, une fièvre intense ; le bas-ventre développé est extrêmement sensible au palper... Sous l'influence d'une médication adoucissante, les souffrances se calment un peu ; mais le lendemain elles redoublent de violence ; il y a de la dysurie, de l'anxiété. Je décide alors la malade à se laisser examiner. Je trouve entre les grandes lèvres une membrane épaisse, nacrée, tendue et saillante, qui ferme complétement l'entrée du vagin. Le doigt introduit dans le rectum constate au-dessous de la matrice, une tumeur large, arrondie, très-fluctuante ; les douleurs y provoquent des efforts manifestes d'expulsion ; c'était évidemment le vagin rempli et distendu par une collection sanguine ; j'avais donc affaire à une imperforation de la membrane hymen, et je m'en assurai encore en plongeant un trocart explorateur dans la partie saillante de cette membrane, après avoir vidé la vessie au moyen d'une sonde.

Je pratiquai ensuite une incision cruciale avec le bistouri boutonné, et il s'échappa à l'instant de cette ouverture, un flot de sang sirupeux, brunâtre, sans odeur, et dont la quantité a pu être évaluée à quatre ou cinq cents grammes. Le soulagement fut immédiat et complet, et depuis lors les accidents de la dysménorrhée ne se sont plus reproduits.

Mais il peut arriver, avons-nous dit, que cette imperforation ne se révèle qu'après le mariage ; nous allons en rapporter ici un cas très-remarquable.

Obs. 3ᵉ. — J'ai été consulté, il y a quelques années, par une jeune dame de vingt-deux ans, mariée depuis six semaines, qui n'avait jamais été réglée jusque-là, mais qui, depuis cinq ans, avait ressenti à des époques irrégulières, un grand malaise, un gonflement douloureux du bas-ventre, de la dysurie, une constipation opiniâtre, un flux hémorrhoïdal abondant, quelques vomissements, et parfois de la fièvre. L'hypogastre était toujours resté un peu volumineux et sensible, toutefois on n'avait pas cru devoir considérer cet état comme un obstacle au mariage ; au contraire, on en avait présagé d'heureux résultats... mais son mari ayant rencontré un obstacle absolu à l'accomplissement des rapports conjugaux, me pria de lui faire connaître la raison de cette étrange circonstance.—La membrane hymen était imperforée, sans présenter cette distension, cette saillie qui s'est offerte dans les autres cas ; son tissu paraissait ferme, assez épais et presque cartilagineux. J'y pratiquai, séance tenante, une incision cruciale qui laissa échapper peu de sang, et je maintins l'ouverture au moyen de mèches que je renouvelai pendant quelques jours. Depuis cette époque, rien ne s'opposa plus aux relations sexuelles ; mais les règles ne parurent que fort peu et irrégulièrement. Cette jeune dame étant délicate et lymphatique, je lui conseillai un régime tonique ferrugineux ; elle vint passer une saison à Plombières ; sa santé s'y fortifia beaucoup, ses règles parurent plus abondantes, et, dans le courant de l'année suivante, elle devint enceinte.

Mais s'il y a peu de chances pour que l'imperforation complète de la membrane hymen, persiste jusqu'à l'époque du mariage, et devienne par conséquent une cause de stérilité, il n'en est pas de même de l'extrême étroitesse de son orifice. Dans cette circonstance, qui est infiniment plus commune que la précédente, l'écoulement menstruel n'est pas interrompu, et rien ne révèle cet état. A l'époque du mariage, si la membrane est mince, peu résistante, elle finit par céder aux tentatives de la cohabitation ; mais si, au contraire, l'hymen présente un degré de résistance capable de rendre la conjonction des sexes impossible, la stérilité peut en être la conséquence, et dans ce cas, l'art doit intervenir pour lever l'obstacle au moyen d'une incision cruciale. J'ai recueilli plusieurs observations de ce genre ; en voici une assez curieuse par le temps qui s'est écoulé depuis le mariage jusqu'à l'époque où on s'est aperçu de l'obstacle qui s'opposait à son accomplissement.

Obs. 4ᵉ. — J'ai été consulté en 1842 par une jeune femme des environs de Paris, mariée depuis huit mois, parfaitement portante, bien conformée, bien réglée, et qui, jusque-là, n'avait pu avoir que des rapports très-incomplets avec son mari. Je trouvai chez elle la membrane hymen intacte et résistante, allongée en entonnoir du côté du vagin et perforée d'un trou qui n'admettait pas le petit doigt, bien que je fisse quelques efforts pour l'introduire. Je proposai de détruire cet obstacle, et je pratiquai immédiatement une incision cruciale avec des ciseaux courbes. J'introduisis dans le vagin, une grosse mèche pour empêcher les lambeaux de l'hymen de se réunir ; on continua ce pansement pendant une dizaine de jours, et au bout d'un an cette femme était mère.

Il est vrai que cette étroitesse de l'ouverture de l'hymen, n'est pas toujours une cause absolue de stérilité ; l'utérus, provoqué par les rapports conjugaux, jouit parfois d'une puissance d'aspiration suffisante pour s'imprégner de la liqueur fécondante, malgré l'obstacle qui s'oppose à la complète réunion des deux sexes. Les exemples de jeunes filles ou de jeunes femmes vierges et enceintes, ne sont pas extraordinairement rares ; mais, dans tous les cas, si l'incision que nous recommandons n'a pas précédé la grossesse, elle doit toujours précéder l'accouchement.

ARTICLE II.

DÉVELOPPEMENTS DÉFECTUEUX DU VAGIN.

L'exiguïté native du conduit vaginal peut être partielle ou générale, se présenter à des degrés très-divers, capables d'apporter des obstacles plus ou moins complets à l'accomplissement du mariage, et par conséquent apporter des entraves à la féconda-tion. Voici quelques faits de ce genre qui se sont présentés à mon observation.

OBS. 5ᵉ. — J'ai examiné, avec le professeur *Mar-jolin*, une jeune dame dont le vagin présentait une conformation régulière, de son orifice à environ trois centimètres de profondeur, qui de là se rétrécissait en infundibulum jusqu'à son insertion à la matrice, et qui, dans l'étendue de 4 à 5 centimètres, était réduit à un calibre qui n'admettait pas le doigt indicateur. Cette dame était d'ailleurs bien portante, bien con-formée et suffisamment réglée. Les instances que nous fit cette dame pour corriger l'irrégularité de sa conformation, réunies aux raisons que nous avions de penser que l'entrée du vagin avait été di-latée successivement par des tentatives réitérées de cohabitation, nous engagèrent à essayer de compléter cette dilatation au moyen de fortes mèches en éponge préparée, alternées avec des sondes élastiques en forme de spéculum, enduites de colcream belladoné. Ces moyens, secondés par des bains prolongés et quelques petites saignées, triomphèrent suffisamment de la résistance des parois vaginales, pour que les rapports sexuels fussent plus complets et que six mois après cette dame devînt enceinte.

Obs. 6e. — J'ai été consulté à Paris, par une jeune dame de Villepinte dont le vagin étroit dans toute sa longueur, ne permettait pas sans douleur, l'introduction du doigt, et qui, depuis son mariage, n'avait pu se prêter que fort incomplétement à l'accomplissement des rapports conjugaux. Il m'a fallu beaucoup de temps, de patience et de soins pour obtenir une dilatation suffisante en raison de l'extrême nervosité des organes.

Obs. 7e. — Un fait absolument pareil au précédent s'est présenté à moi en 1847 à Plombières; c'était une jeune dame de Nancy, bien constituée, bien réglée et mariée depuis trois ans, sans enfants. Son mari qui l'accompagnait m'affirma qu'il n'avait jamais cohabité avec elle, et que toutes les tentatives qu'il avait faites pour y parvenir, avaient provoqué des douleurs si vives, qu'il avait dû y renoncer. J'ai conseillé les mêmes moyens qui m'avaient réussi, tout en regrettant que le départ de ces jeunes époux ne me permît pas de les appliquer moi-même et d'en suivre les effets; cependant j'ai su depuis, que sous leur influence, les rapports conjugaux devinrent bientôt possibles et que leurs vœux de progéniture s'étaient enfin accomplis.

ARTICLE III.

ATRÉSIES VAGINALES PARTIELLES.

Le vagin, d'ailleurs assez développé, présente quelquefois à des profondeurs variables, des brides, des angusties partielles qui peuvent former un obstacle capable d'entraver la fécondation. C'est le plus habituellement vers le tiers inférieur du conduit vaginal qu'on rencontre ces membranes ou brides circulaires, sortes de cloisons plus ou moins complètes, tantôt minces et fragiles, que le coït suffit ordinairement à détruire; d'autres fois plus épaisses, plus résistantes, et qui empêchent l'accomplissement des rapports conjugaux. J'ai recueilli trois observations de ce genre; en voici une toute récente :

Obs. 8e. — L'année dernière, une jeune dame de Paris, mariée depuis plusieurs mois, vint me consulter à Plombières pour des obstacles insurmontables qu'elle présentait, dans sa conformation, à l'accomplissement de ses devoirs sexuels ; bien portante, bien réglée, et d'ailleurs parfaitement conformée, cette dame présentait à environ trois centimètres de l'orifice vulvaire, un anneau circulaire offrant une très-grande résistance et permettant à peine l'introduction de l'extrémité du doigt indicateur. En repoussant un peu fortement le vagin en haut on sentait, à peu de distance derrière cet anneau, un second obstacle de même nature. Je propo-

sai de pratiquer quelques petites incisions dans la cir-
conférence de ces rétrécissements, et par des mèches
assez volumineuses, d'assurer la cicatrice en même
temps qu'une dilatation suffisante. Mais le mari de
cette dame, pressé de rentrer à Paris, confia, sur ma
recommandation, le soin de cette petite opération à
notre très-excellent et habile confrère, le docteur
Bergeron, qui la pratiqua avec un plein succès. Peu
de temps après, cette jeune dame était enceinte.

D'autres fois, nous avons rencontré ces membranes disposées en brides longitudinales ou obli-
ques, sur la paroi postérieure ou antérieure du
vagin. L'obstacle qu'elles présentent alors à l'introduction de l'organe fécondateur, est beaucoup moins
considérable que dans les dispositions précédentes;
cependant nous avons été appelé à en faire l'excision
dans une circonstance où elles rendaient le coït difficile et douloureux pour les deux époux.

Ce que nous disons ici des brides ou atrésies congéniales, peut également s'appliquer à ces rétrécissements qui se produisent accidentellement à la
suite d'inflammations ou de cicatrices. Alors, comme
dans les cas précédents, les petites incisions sui-
vies d'une dilatation méthodique, ne seront pas moins
efficaces.

ARTICLE IV.

DISPROPORTIONS DANS LA LONGUEUR DES ORGANES COPULATEURS.

Dans quelques circonstances, la stérilité nous a paru, bien évidemment, dépendre d'une disproportion trop grande dans la longueur des organes sexuels, d'un défaut de rapport entre eux, et à cet égard deux conditions différentes peuvent se présenter :

Il arrive quelquefois, et cela surtout chez certaines femmes très-grasses, que le vagin est relativement trop long, et que, par conséquent, l'éjaculation séminale ne parvient pas jusqu'au museau de tanche. Nous avons vu plusieurs faits de ce genre dans lesquels nous avons employé avec succès une ceinture hypogastrique disposée de façon à déprimer l'utérus pendant l'acte générateur, et à le rapprocher de l'organe fécondant.

D'autres fois au contraire, et cette circonstance est la plus commune, c'est le conduit vaginal qui est relativement trop court ; il arrive alors que le pénis foule avec force dans le cul-de-sac vaginal, repousse le col utérin en lui imprimant un mouvement de bascule qui détourne son orifice de la direction de l'éjection fécondante. Il peut même arriver dans cette conjoncture, que les efforts réitérés que le phallus exerce sur l'un des côtés du cul-de-sac vaginal, finissent à la longue par en allonger les parois, et par créer ainsi une sorte d'infundibulum ou de vagin complémentaire dans lequel s'accomplit en pure perte, l'émission spermatique. Mon ami, le professeur *Aran*, a le premier, je crois, signalé cette disposition dans son excellent ouvrage sur les maladies de matrice. Je l'avais moi-même déjà observée une fois avec le professeur *Récamiér*. Dans ces cas, on peut recommander de placer à l'orifice de la vulve, un bourrelet percé d'un trou à son centre, et d'une épaisseur calculée sur la disproportion des organes ; du reste, l'écueil étant reconnu, il sera toujours facile de l'éviter. Les conseils du médecin devront suffire pour éclairer le mari sur la conduite qu'il aura à tenir dans ses rapports conjugaux.

ARTICLE V.

VICES DE CONFORMATION DE LA MATRICE.

Nous n'avons pas à nous occuper ici de ces diverses sortes de développements rudimentaires de l'utérus, qui sont des causes radicales de stérilité, et contre lesquelles toutes nos ressources sont impuissantes ; mais on rencontre quelquefois des conformations vicieuses ou imparfaites de cet organe, des oblitérations plus ou moins complètes, congéniales ou acquises de son col, que l'art suffit à guérir, et qui par conséquent méritent de fixer notre attention.

§ 1er. — *Oblitération complète et congéniale du col utérin.*

L'oblitération du col utérin, se rencontre ordinairement à son orifice extérieur, et ainsi que l'imperforation de l'hymen, elle ne se révèle qu'à l'époque de la puberté, par l'obstacle quelquefois insurmontable qu'elle présente à l'écoulement du flux menstruel.

Obs. 9e. — Étant médecin interne à Bicêtre, je fus appelé à Gentilly avec mon ami le docteur *Humbert* pour donner des soins à une jeune fille de dix-sept ans, bien développée, d'une forte constitution, et qui n'avait offert jusque-là aucune apparence de menstruation. Depuis trois mois cette jeune fille avait ressenti, à trois ou quatre reprises, des douleurs violentes dans le bas-ventre, les lombes et les cuisses, qui avaient fait présager l'approche des règles ; cependant aucune apparition sanguine ne s'était manifestée, et chaque fois les souffrances avaient elles-mêmes disparu, ne laissant après elles, qu'un gonflement très-manifeste et fort sensible de l'hypogastre.

Témoins de la dernière de ces crises de souffrances, nous examinâmes cette jeune fille avec la plus grande attention : le palper du ventre nous fit d'abord reconnaître un développement douloureux du corps de la matrice, et l'introduction du doigt dans le rectum nous fit sentir une tumeur large, pâteuse, sourdement fluctuante et évidemment formée par cet organe. Enfin, pour lever tous les doutes qui restaient dans notre esprit sur le véritable caractère de cet état, j'introduisis le doigt indicateur jusqu'au col de la matrice que je trouvai à moitié effacé, donnant un sentiment vague de fluctuation et ne présentant aucune trace d'orifice. Bien convaincu dès lors que nous avions affaire à une imperforation congéniale du col, je fis un effort assez considérable avec le doigt pour en rompre la partie saillante ; au même instant une contraction utérine, provoquée par la souffrance, fit jaillir un flot de sang et mit un terme à cette scène de douleurs si aiguës. Depuis lors la santé de cette jeune fille ne laissa rien à désirer.

Dans des cas de ce genre, la membrane qui oblitère le col, peut présenter assez de résistance pour ne pas céder à la distension et aux contractions utérines ; le médecin doit alors procéder sans retard à son ouverture au moyen d'un bistouri, ou mieux d'un fort trocart courbe qu'il plonge dans la partie saillante qui offre quelques apparences du museau de tanche, et dans la direction de l'axe utérin. Il peut alors introduire le doigt indicateur pour agrandir l'ouverture, et si elle paraissait avoir quelque tendance à se rétrécir, il devrait la maintenir par l'introduction de mèches enduites de cérat, ou d'un cône d'éponge préparée.

§ II. — *Atrésies de la cavité du col.*

D'autres fois on rencontre dans la cavité du col, des rétrécissements partiels congénitaux, ou produits

par un travail inflammatoire, ou par des cicatrices
d'ulcérations, et qui dans tous les cas rendent l'écoulement menstruel difficile et souvent douloureux. Ces
atrésies, on le conçoit, peuvent être un obstacle à la
fécondation, ainsi que je l'ai observé dans le cas suivant.

Obs. 10e. — La femme de l'un des magistrats dis-
tingués de nos départements de l'est, mariée sans
enfants depuis six ans, jeune, bien constituée et d'une
santé parfaite, vint à Plombières pour me consulter
sur les causes de sa stérilité. Elle me raconta que depuis qu'elle était formée elle avait toujours horriblement souffert de coliques et de contractions utérines,
pendant ses règles ; que leur écoulement, bien que
régulier, ne se présentait jamais abondamment, mais
qu'il ne durait pas moins de sept à huit jours. L'examen de la matrice ne m'offrit d'abord rien que de
très-naturel comme position et comme développement ;
l'orifice du col admettait l'extrémité du doigt indicateur ; je pris une sonde utérine pour en explorer la
cavité, mais à un centimètre et demi environ, je fus
arrêté par un obstacle insurmontable ; je tournai et
inclinai en tous sens, le bec de l'instrument pour le
faire pénétrer, sans pouvoir en venir à bout. Comme
cette dame se plaignait peu de mes tentatives, et que
d'un autre côté, j'étais bien convaincu que ma sonde
était dans l'axe de la cavité, je la poussai avec un peu
plus de force, et au même instant je la sentis pénétrer

en rompant un obstacle ; le sang jaillit avec assez d'abondance. Je conseillai un bain, et le lendemain j'introduisis la sonde de nouveau, mais sans difficulté ; je la remplaçai par un petit cylindre en éponge préparée que je laissai à demeure pendant quinze jours, en le renouvelant de temps en temps. Trois mois après cette petite opération, cette jeune dame était enceinte.

§ III. — *Exiguïté extrême du col.*

Dans d'autres circonstances nous avons vu le col de l'utérus présenter une exiguïté tout à fait anormale et en disproportion flagrante avec le reste de l'organe ; il représente alors la forme d'un très-petit cône, ayant moins d'un centimètre de longueur, et dont le sommet tout à fait en pointe, est percé d'un orifice dans lequel on introduit à peine l'extrémité d'une plume de corbeau. Dans ces cas, il y a ordinairement un peu de dysménorrhée, et je me suis assuré plusieurs fois, que la cavité du col se dilatait fort peu pendant l'époque menstruelle.

J'ai observé plusieurs conformations de ce genre accompagnées de stérilité, et dans la plupart des circonstances nous avons été assez heureux pour lever cet obstacle par des dilatations progressives. L'observation suivante est une des plus remarquables de ce genre.

Obs. 11ᵉ. — Une jeune femme de vingt-six ans, dont

le mari est actuellement président d'un tribunal de première instance, vint en 1851 me trouver à Plombières pour me consulter sur les causes d'une stérilité qui, depuis sept ans qu'elle était mariée, faisait son désespoir et celui de sa famille ; bien décidée d'ailleurs à y subir tout traitement que je croirais propre à la rendre féconde. D'un tempérament lymphatique et sanguin, forte, bien développée, bien portante, bien réglée, sujette seulement à quelques coliques utérines pendant ses époques menstruelles, cette dame ne présentait dans sa conformation, d'autre anomalie que celle que nous signalons plus haut, c'est-à-dire une exiguïté extrême du col utérin et de son orifice, comparé au développement tout à fait normal du reste de l'appareil sexuel.

Je conseillai des bains prolongés et des douches vaginales pour donner de la souplesse et une certaine activité vitale aux organes, et les préparer à la dilatation ; puis j'introduisis, avec quelque difficulté dans les premiers temps, et laissai à demeure tous les jours pendant une heure, une sonde en étain, de 2 millimètres, que je remplaçai plus tard par des bougies élastiques d'un volume croissant successivement depuis 2 jusqu'à 15 millimètres de diamètre.

Après quatre semaines de ce traitement, j'introduisais facilement le doigt indicateur jusqu'à l'entrée de la cavité utérine, et le col semblait avoir acquis un peu de développement dans son ensemble. Ce ne fut cependant pas sans douleur et sans pertes de sang, que je parvins à ce résultat. De retour chez elle, cette dame devint bientôt enceinte, et elle mit au monde un bel enfant qui la combla ainsi que sa famille, de joie et de bonheur.

Dans d'autres cas analogues j'ai obtenu de bons résultats en remplaçant tous les jours les sondes, par des cônes de liége, de racine de gentiane, ou mieux encore d'éponge préparée, fortement comprimée autour d'un mandrin, que je laissais à demeure toute la nuit, jusqu'au lendemain.

§ IV. — *Longueur excessive de la partie sous vaginale du col utérin.*

Dans deux circonstances la stérilité m'a paru être la conséquence de la longueur congénitale excessive du col de la matrice; je l'ai vu atteindre près de six centimètres, sans que l'organe ait subi de déplacement; il se rapprochait tellement de l'orifice vulvaire, qu'on conçoit aisément que pendant le coït son orifice ne se présentait pas dans une situation favorable à l'imprégnation utérine, et que d'ailleurs le fait seul de ses dimensions anormales pouvait être lui-même un véritable obstacle à la fécondation. En voici un fait remarquable.

Obs. 12e. — Une femme de chambre, âgée de vingt-neuf ans, bien portante, mariée depuis trois ans sans enfants, à un homme veuf, mais encore jeune, et qui d'ailleurs avait eu un enfant de son premier mariage, vint me prier de l'examiner pour savoir si sa conformation ne lui permettait pas d'espérer de progéniture ; elle était parfaitement réglée et n'avait jamais été malade. En introduisant le doigt, pour explorer les organes, je trouvai au niveau des petites lèvres un corps allongé que, à sa forme et à son orifice, je reconnus bientôt pour être le col de la matrice, ce qui me fit d'abord penser à un abaissement considérable de cet organe ; mais en poussant l'examen plus avant, je ne tardai pas à reconnaître mon erreur : l'utérus était bien placé, mais son col n'avait pas moins de six centimètres de longueur, et dans les rapports sexuels il était nécessairement repoussé de côté, en dehors de l'éjaculation séminale.

Après avoir fait comprendre la raison probable de la stérilité, je conseillai l'excision, qui fut acceptée et pratiquée quelques jours après, sans autres accidents qu'une perte assez considérable de sang. Je pansai la plaie au moyen d'un léger tamponnement et une bougie en cire pour empêcher l'orifice du museau de tanche de se resserrer par la cicatrice. Dans le courant de la même année, cette femme devint enceinte.

J'ai vu un autre cas à peu près pareil, il y a deux ans, chez une dame qui, malgré le vif désir qu'elle avait d'avoir des enfants, ne put se décider à subir la même opération.

Je me souviens qu'étant interne à l'hôpital de la Pitié, j'ai rencontré, en faisant l'autopsie d'une jeune fille vierge, morte phthisique, dans mon service, le col utérin fort allongé en cône, comme dans les cas précédents; sain d'ailleurs, mais offrant cette particularité curieuse que son orifice au lieu de s'ouvrir à son extrémité terminale, se présentait en arrière, à peu près vers le milieu de sa longueur, à environ deux centimètres de sa base, à la manière d'un hypospadias. Il est évident que si un fait de ce genre se présentait comme cause de stérilité, il ne faudrait pas balancer à faire l'excision de toute la partie du col, qui serait en avant de son orifice.

§ V. — *Allongement accidentel du col de la matrice.*

Il importe de ne pas confondre cette élongation congénitale du col utérin, avec cette autre espèce d'allongement du même organe, qui a avec elle beaucoup d'analogie et qui se produit à la longue chez quelques personnes qui portent certains pessaires : le col engagé dans le trou de l'instrument s'y allonge peu à peu comme à travers une filière, par le seul fait du poids de la matrice et des autres parties qui pèsent sur elle. J'ai vu, dans des circonstances de ce genre, le col acquérir une longueur extraordinaire et son extrémité se champignoner au point de rendre l'extraction de l'instrument fort difficile. Je dis et j'insiste sur ce point, qu'il ne faut pas confondre ces deux états, parce que dans ce dernier cas on a les plus grandes chances de voir ce que j'ai observé plu-

4

sieurs fois après l'enlèvement du pessaire, le col revenir peu à peu à ses dimensions naturelles, par une sorte de rétraction spontanée de son tissu ; et que par conséquent l'amputation, que nous avons conseillée pour les élongations congénitales, ne doit pas être pratiquée dans celles dont il s'agit.

VI. — *Allongement hypertrophique et partiel de la partie sous vaginale du col utérin.*

C'est peut-être le moment de signaler une autre conformation particulière du col utérin qui, bien que d'origine pathologique, offre cependant une certaine analogie avec les précédentes, et qui peut, comme elles, devenir une cause de stérilité. Je veux parler d'une sorte d'hypertrophie partielle du col, qui n'affecte que l'une des lèvres du museau de tanche, qui y détermine un développement tel que l'orifice utérin en est réduit et caché, et que l'autre lèvre en est presque complétement effacée. J'ai recueilli trois observations de cette singulière disposition à des degrés différents ; deux fois à la lèvre antérieure, et une seulement à la lèvre postérieure. Dans tous les cas, chose assez remarquable, la matrice présentait une inclinaison assez prononcée dans le sens de l'hypertrophie ; c'est-à-dire une antéversion coïncidant avec le développement de la lèvre antérieure, et une rétroversion dans le cas contraire. Voici un exemple dans lequel cette disposition a été cause de stérilité :

Obs. 13e. — La femme de l'un des grands industriels de l'Alsace, vint me trouver à Plombières pour y recevoir mes soins et avoir mon avis sur les causes qui depuis plus de 12 ans l'avaient empêchée d'avoir des enfants. Voici ce qu'elle me raconta : mariée selon son goût à 19 ans, forte, bien constituée et jouissant ainsi que son mari d'une santé qui ne laissait rien à désirer, elle eut un enfant dix mois après son mariage ; son accouchement fut long, laborieux, suivi de pertes et de souffrances de bas-ventre qui l'empêchèrent de nourrir, et retardèrent beaucoup son rétablissement qui du reste ne fut jamais parfait ; depuis lors, en effet, elle ne retrouva plus ni ses forces, ni son infatigable aisance dans la marche ; et pendant longtemps elle resta nerveuse, délicate et sujette aux coliques utérines à ses époques menstruelles. En poursuivant mon exploration d'une manière plus directe, je trouvai le corps de la matrice fortement incliné en avant, le col en arrière, la lèvre antérieure du museau de tanche assez volumineuse et d'une longueur de plus de cinq centimètres ; j'eus quelque peine à découvrir l'orifice utérin, qui était en quelque sorte caché derrière cette large soupape, et dont la lèvre postérieure était presque complétement effacée. Du reste, rien que de très-naturel dans les autres parties de l'appareil sexuel.

Après un mois d'un traitement hydrothermal, de douches vaginales fortes et prolongées, la santé s'était remarquablement fortifiée ; le volume du col s'était un peu réduit, mais pas assez pour me faire espérer beaucoup de mieux ; j'en proposai alors l'amputation qui fut acceptée pour l'arrière-saison. A cette époque, cette dame vint à Paris, et assisté du *professeur Récamier*, j'enlevai la partie excédante du col (environ 3 centimètres) ; il s'écoula beaucoup de sang, mais malgré cela, la guérison fut assez prompte, et cinq ou six mois après, une grossesse venait donner raison à cette opération que j'avais pratiquée pour la première fois. Mais malheureusement, à la suite d'un accident de voiture, cette dame fit une fausse-couche, et depuis lors elle ne devint plus enceinte ; son observation n'en reste pas moins, comme un exemple de la conduite à suivre en pareil cas.

§ VII. — *Atrophie congénitale de l'utérus.*

L'appareil utérin tout entier peut être frappé d'un défaut de développement, d'une sorte d'atrophie native. La longueur totale de la matrice, dans ces cas, n'excède pas 4 ou 5 centimètres, au lieu de 7 à 8 au moins, qu'elle présente dans son état régulier ; sa largeur et son épaisseur ne sont pas moins réduites. Le plus souvent alors toute la constitution est grêle et délicate ; le tempérament est plus ou moins lymphatique et torpide, les règles peu abondantes. Cependant nous avons rencontré ce vice de conformation chez deux personnes médiocrement constituées et d'un tempérament impressionnable.

Dans tous les cas, il faut le dire, cette conformation laisse peu d'espoir de fécondité, et les praticiens qui en ont rencontré, se sont accordés dans la pensée que l'art n'y pouvait rien. Voici un fait cependant qui prouve que le médecin ne doit jamais complétement désespérer.

Obs. 14e. — J'ai soigné en 1848, à Plombières, une dame de Troyes qui était mariée depuis plusieurs années sans enfants; elle était d'une constitution éminemment lymphatique, molle, apathique et froide, très-mal et très-peu réglée, ressemblant d'ailleurs, disait-elle, beaucoup à sa mère qui n'avait jamais pu avoir qu'un seul enfant.

A son arrivée je l'examinai avec soin, sa conformation générale délicate n'offrait rien de vicieux en apparence, mais la matrice était remarquablement petite dans toutes ses dimensions (environ 5 centimètres de longueur totale, 3 et demi de largeur et un peu plus de 2 d'épaisseur); elle était extrêmement mobile; son col mou, terminé en pointe, présentait une orifice fort exigu.

Je conseillai les douches écossaises avec des écarts progressifs de température, deux fois par jour; tous les matins une séance d'une demi-heure sur le trou des Capucins; quelques douches vaginales très-chaudes; un régime très-succulent relevé par des ferrugineux associés à quelques centigrammes de poudre de gingembre, et de l'exercice, à pied et à âne, dans les montagnes. En même temps je dilatai le canal du col utérin au moyen de sondes et d'éponges préparées poussées jusque dans la cavité du corps... Après six semaines de séjour à Plombières, durant lesquels la matrice prit un développement congestif bien manifeste, et la santé générale une activité inaccoutumée, madame de B. rentra chez elle, où elle continua un régime très-excitant, des injections vaginales très-chaudes et beaucoup d'exercice. Un an après elle eut le bonheur de devenir mère.

Obs. 15e.—A la même époque, je donnais des soins à madame la Be ***, jeune femme brune d'un tempérament lymphatique et nerveux, d'une constitution excellente, bien qu'ayant le système osseux fort grêle, mais très-peu et très-irrégulièrement réglée. Comme dans le cas précédent, la matrice ne présentait guère plus de la moitié de ses dimensions ordinaires, son tissu était ferme et son orifice remarquablement exigu.

Sous l'influence du même traitement, une grande excitation se produisit dans tous les actes de l'économie et en particulier dans l'appareil sexuel; les règles devinrent assez abondantes et régulières; il se manifesta même quelques phénomènes hystériques, et madame *** devint enceinte; mais elle fit une fausse couche à trois mois, et depuis lors elle n'eut plus d'autre grossesse.

Ce défaut de conformation est beaucoup plus commun qu'on ne pourrait le penser; je l'ai rencontré dans un assez grand nombre de cas de stérilité; mais je n'ai jamais été aussi heureux que dans les deux exemples précédents, bien que je n'aie rien négligé pour remplir la véritable indication, à savoir, de provoquer une grande activité dans la circulation et l'innervation de l'appareil utérin et appeler sur lui un travail d'assimilation des plus actifs. Il faut dire à la vérité que les jeunes femmes qui n'obtiennent pas un succès aussi prompt qu'elles le désirent, se laissent trop facilement envahir par le découragement, et que beaucoup ne continuent pas le traitement avec assez de résolution et de persévérance pour atteindre le but désiré.

Quand dans ces cas, on a affaire à des tempéraments lymphatiques, torpides, anaphrodisiaques; si les moyens que j'ai fait connaître ne suffisent pas, on peut essayer de l'électricité, dont l'application directe produit parfois des effets surprenants, et de quelques préparations aphrodisiaques à l'intérieur. J'ai obtenu quelques bons résultats, des injections vaginales faites avec une décoction de gingembre ou de moutarde; pour cela je place un spéculum qui ne laisse à découvert que le col utérin et la partie correspondante du vagin ; j'y introduis quelques cuillerées de cette décoction que je laisse à demeure pendant deux, trois ou quatre minutes. Je préfère ce moyen à l'ammoniaque qui a été préconisée par quelques praticiens.

CHAPITRE II.

DÉPLACEMENTS DE LA MATRICE.

Les déplacements de l'utérus, qui amènent un changement considérable dans les rapports naturels des organes, sont à notre époque une cause fort commune de stérilité ; on le comprendra facilement : chaque fois, en effet, que par une déviation quelconque, le col de la matrice s'éloigne de sa direction régulière, que son orifice ne se présente plus dans l'axe du conduit vaginal, le museau de tanche ne reçoit plus directement l'éjaculation prolifique ; incliné sur l'un des côtés de ce canal, il se trouve plus ou moins complétement oblitéré par ses parois, et cette oblitération peut être assez complète pour que la fécondation soit tout à fait impossible. Ces déplacements sont de plusieurs sortes ; nous les rappellerons succinctement ici pour faire connaître les moyens que nous avons mis en usage, afin d'en neutraliser les effets, au point de vue de la reproduction.

ARTICLE PREMIER.

DÉPLACEMENTS PROPREMENT DITS.

1° *L'antéversion* est caractérisée par le renversement du corps utérin sur le bas-fond de la vessie, pendant que le col est dirigé par un mouvement de bascule, vers la partie du vagin qui avoisine le rectum ; c'est la plus commune de ces déviations, et on s'explique aisément qu'il en soit ainsi, lorsqu'on considère que dans l'état normal le fond de la matrice est toujours un peu incliné en avant, surtout chez les femmes dont le bassin est fortement cambré.

2° *Dans la rétroversion*, c'est le contraire qui se présente : le col est sous le bas-fond de la vessie, tandis que le corps est tombé sur le fondement ; ce genre de déplacement est toujours plus grave et plus rebelle ; il est beaucoup plus rare que le précédent, et fréquemment accompagné d'un état pathologique.

3° Enfin viennent les *latéro-versions*, dans lesquelles la matrice est renversée sur l'un des côtés du bassin ; elles sont un peu plus rares encore.

La plus simple exploration suffit ordinairement à faire reconnaître ces déplacements : le doigt introduit dans le vagin rencontre le col fortement incliné vers l'un des côtés de cet organe, pendant qu'il trouve le corps parallèlement renversé sur le côté opposé, et souvent il ne peut atteindre et découvrir le museau de tanche qu'en faisant subir à la matrice, un mouvement de bascule qui ramène le col dans l'axe du vagin.

Les causes de ces déplacements sont très-nombreuses et variées dans leur manière d'agir ; aussi est-il important de les apprécier en elles-mêmes pour en tirer des indications rationnelles.

1° Bien souvent ces déplacements sont la conséquence directe d'un affaiblissement des moyens de
suspension de la matrice, ainsi qu'on le voit chez les
personnes délicates, douées d'un tempérament sans
ressort, ou épuisées par des privations, des maladies longues, des fatigues de toutes sortes, etc. Dans
ces cas, les toniques sous toutes les formes, le régime analeptique, réunis à quelques autres moyens
que nous indiquerons bientôt, sont les seules ressources efficaces.

2° Dans quelques circonstances, la matrice dans
son déplacement a obéi au volume et à la pesanteur
acquise sous l'influence d'un travail congestif ou inflammatoire, et c'est dans des circonstances de ce
genre, ou à la suite de péritonites partielles, que
se produisent ordinairement les rétroversions. De là
des indications que nous exposerons plus loin.

3° D'autres fois l'utérus dans ses déplacements a
cédé peu à peu à une impulsion étrangère, et ici, nous
devons le dire hautement, l'usage du corset, com-
plice de la mode des longues et fines tailles, est de
nos jours, une des causes les plus communes de ces
antéversions auxquelles tant de jeunes femmes, d'ailleurs bien constituées et bien portantes, doivent de
ne pas avoir d'enfants. On s'en rendra compte aisément, si on réfléchit que le corset refoule les organes
du ventre dans le bassin; que là ils rencontrent la
matrice qui en supporte le poids en grande partie, et,

comme le corps de cet organe présente à leur action une surface déjà inclinée en avant, il finit par céder peu à peu à leur pesanteur et par tomber sur le bas-fond de la vessie, pendant que son col bascule en arrière.

L'antéversion dont il est question ici, quand elle ne remonte pas à une époque trop éloignée et qu'elle n'a pas atteint un degré extrême, cède presque toujours assez à l'influence des moyens suivants pour permettre la fécondation : 1° suppression complète du corset; 2° porter habituellement une ceinture hypogastrique bien faite, qui devra toujours être appliquée le matin avant le lever, et qu'on ne devra jamais quitter que le soir au lit; ces conditions sont indispensables pour que le poids du ventre n'agisse plus sur la matrice, et que celle-ci, allégée de ce fardeau étranger, puisse se relever; 3° douches vaginales froides; 4° enfin, coucher sur un lit disposé de façon que, pendant toute la nuit, le siége reste **un** peu plus élevé que le ventre qui doit être la partie déclive du corps..... J'ai vu bien souvent, par le concours de ces seuls moyens, des jeunes femmes devenir enceintes après plusieurs années de stérilité. Je pourrais en citer plus de dix exemples.

Pour que ce traitement, applicable d'ailleurs dans ses principes, aux autres déplacements, présente des chances de succès, il faut, comme bien on le pense, que l'utérus ait conservé assez de mobilité pour permettre de le ramener à sa position normale ; il faut aussi qu'aucune tumeur ne s'oppose à son redressement. Quand l'organe est fixé dans sa position vicieuse par des adhérences qu'on ne peut pas vaincre, comme cela arrive souvent dans les rétroversions, la cure est impossible et les chances de grossesse fort douteuses.

Cependant il arrive, malgré les soins les plus intelligents et la plus admirable persévérance de la part des femmes, que la matrice ne se redresse pas assez pour permettre la fécondation. J'ai dans ces cas, comme tous les médecins, essayé de pessaires et de redresseurs de toutes sortes ; mais j'ai fini par y renoncer presque complétement, après avoir acquis la certitude qu'ils sont souvent dangereux et presque toujours sans efficacité. Voici, dans ces circonstances difficiles, les moyens que j'emploie actuellement.

Il s'agit pour atteindre le but désiré, de redresser et de maintenir le museau de tanche dans une situation favorable, pendant les rapports sexuels ; j'avais vu déjà le *professeur Chomel*, de si regrettable mémoire, employer pour cela un petit spéculum plein, en ivoire, chez une dame d'Auxerre ; mais j'avais su d'elle combien les rapports conjugaux souffraient de la présence de cet outil. Je fis faire alors, pour des cas de ce genre, un petit instrument en ivoire, ou en caoutchouc, ayant la forme d'un segment ou d'une valve de spéculum, d'une longueur de treize à quinze centimètres, présentant à l'une de ses extrémités un anneau complet, destiné à recevoir et à maintenir le col de la matrice pendant les rapports sexuels; et portant à son extrémité vulvaire, un petit manche recourbé en arrière, percé d'un trou pour le fixer au moyen de rubans. C'est, comme on le voit, le demi-spéculum de Mondat, avec des modifications importantes qui en rendent l'application plus facile et l'usage plus certainement efficace.

Quand on veut faire usage de cet instrument, on choisit le moment le plus favorable à la conception, c'est-à-dire les premiers jours qui suivent l'époque menstruelle ; la femme étant placée sur le bord d'un lit, les genoux fléchis, relevés et écartés; on introduit l'indicateur dans le vagin ou dans le rectum jusque derrière le col utérin qu'on redresse autant que possible ; puis, après avoir graissé l'instrument redresseur, on le porte dans le vagin en le dirigeant jusqu'au fond du cul-de-sac, en ayant soin, avec le doigt, d'engager le col dans son anneau terminal. Cela étant fait, on dispose l'instrument de façon que sa concavité regarde en avant et en haut, puis on le fixe dans cette position au moyen de quatre rubans, qu'on attache en arrière et en avant, à une ceinture hypogastrique préalablement placée autour du bassin.

J'ai eu bien des fois l'occasion d'apprécier les bonnes dispositions et les bons effets de cet instrument qui n'occupe qu'environ le cinquième postérieur du conduit vaginal, sans en diminuer sensiblement le diamètre, qui, par conséquent, gêne fort peu les rapports conjugaux, et qui a l'avantage très-important de laisser à découvert les organes incitateurs de la copulation, dont les impressions nerveuses ne manquent certainement pas d'exercer une certaine influence sur l'action aspirante de l'utérus, pendant l'acte fécondateur.

Obs. 16ᵉ. — J'ai soigné à Neuilly une jeune dame de vingt-six ans, d'un tempérament lymphatique et sanguin, d'une belle et forte constitution, parfaitement réglée, troisième fille d'une mère qui eut cinq enfants, mariée depuis sept ans, sans apparences de grossesse, à un homme jeune et bien portant. Cette dame, un peu forte et grasse, a toujours contenu sa taille dans des corsets trop serrés et a beaucoup monté à cheval. Chez elle, le corps de la matrice avoisinait le bas-fond de la vessie, et le col fort élevé était renversé en arrière sur le fondement; c'était une antéversion très-prononcée, et qui était évidemment la cause de la stérilité; du reste, l'utérus était très-mobile autour de son axe de suspension...

C'est pour cette dame que je fis les premiers essais de l'instrument en question; je l'appliquai cinq jours de suite, immédiatement après l'époque menstruelle, au troisième mois nous pûmes constater tous les signes rationnels d'une grossesse, et dans le délai ordinaire, cette dame mit au monde un bel enfant; depuis lors, elle devint enceinte deux autres fois sans le concours du redresseur. A la suite de la première couche, la matrice, sous l'influence d'une bonne direction, avait repris et conservé une position plus naturelle.

Obs. 17e. — J'ai obtenu un résultat également prompt et heureux chez une cliente de notre bien regretté confrère et ami *Sandras*. C'était une jeune dame délicate, lymphatique et nerveuse, peu réglée et souffrant toujours beaucoup pendant la durée du flux menstruel ; elle avait été chlorotique. Mariée depuis près de quatre ans sans enfants, éprouvant d'ailleurs quelques souffrances dans la marche, et parfois de la fréquence ou de la difficulté dans l'émission de l'urine, cette dame nous pria, son médecin et moi, de l'examiner ; elle avait une antéversion tellement complète, que le corps de l'utérus, renversé sous le bas-fond de la vessie, se trouvait plus bas que son col qui était dirigé en haut et en arrière. Je conseillai d'abord le repos sur le plan incliné dont il a été question précédemment, puis, le moment favorable étant venu, je plaçai le redresseur dont le concours ne fut pas moins efficace que dans le cas précédent.

Obs. 18e. — Une autre dame, qui avait fait une fausse couche cinq mois après son mariage et qui depuis lors et pendant cinq ans n'avait plus eu de grossesse, me fut adressée à Plombières en 1849 par le docteur *Brachet*, de Lyon. Grande et bien constituée, cette dame jouissait d'une bonne santé, à l'exception de quelques tiraillements dans le bas-ventre et d'une constipation des plus opiniâtres qui lui étaient restés depuis sa fausse couche.

A l'examen je trouvai la matrice très-bas, le col placé derrière le pubis et son corps couché sur la paroi inférieure du bassin; c'était une rétroversion compliquée d'un abaissement. Il restait assez de mobilité dans l'organe utérin pour qu'on pût par un mouvement de bascule le redresser en le remontant, mais il retombait aussitôt dans sa position vicieuse. Décidée à faire tout ce qui pouvait ranimer en elle l'espérance d'avoir un enfant, cette dame accepta aussitôt la proposition que je lui fis d'essayer de l'instrument redresseur, dont j'expliquai le mécanisme à son mari. Après six semaines elle retourna chez elle, et quatre mois après son départ, je reçus la bonne nouvelle de sa grossesse.

J'ai cru devoir faire connaître les résultats satisfaisants que j'ai obtenus dans ces circonstances qui laissent en général peu de chances de succès. Ces quelques faits suffiront, j'espère, à encourager les jeunes femmes qui seraient dans des conditions semblables de stérilité, et à décider leurs médecins à ne pas les abandonner. Cependant, je dois le dire, je n'ai pas toujours été aussi heureux, et j'ai quelquefois éprouvé des revers quand tout semblait devoir concourir au succès.

ARTICLE II.

FLEXIONS DE L'UTÉRUS.

Les flexions utérines sont une autre sorte de déplacement partiel dans lequel la matrice est courbée sur elle-même à la manière d'une cornue; de sorte que son col conserve à peu près sa position régulière dans l'axe du vagin, pendant que son corps est plus ou moins renversé en avant, en arrière, ou sur l'un des côtés, par suite d'une courbure qui s'opère ordinairement aux environs de son axe de suspension ou un peu au-dessus. Dans cet état l'utérus peut avoir conservé une mobilité qui permette de le redresser facilement; mais très-souvent au contraire il a contracté des adhérences avec les parties voisines; alors il présente le plus habituellement des traces d'engorgement partiel..... D'autres fois son tissu est purement et simplement ramolli, surtout au niveau de sa courbure, et là il s'opère presque toujours une sorte d'atrésie grave au point de vue de la reproduction.

Les flexions utérines se rencontrent plus particulièrement chez les femmes délicates, molles, lymphatiques; bien souvent chez celles qui se sont mariées trop jeunes et particulièrement à la suite d'une première fausse couche.

Quand la matrice s'est infléchie sous l'influence d'un engorgement partiel, qu'elle est libre de toutes adhérences, et qu'on a affaire à une femme d'une santé générale assez bonne, on peut conjecturer qu'un traitement méthodique en amènera la résolution, et que par suite, l'organe reprendra un degré de rectitude qui permettra d'espérer une grossesse. Cependant si, malgré la guérison de l'engorgement, le corps de l'utérus restait aussi complétement courbé, il faudrait, avec les plus grands ménagements, chercher à le redresser avec une sonde utérine, et introduire ensuite dans la cavité du col, une éponge préparée et assez longue pour entretenir une libre communication avec la cavité du corps de l'organe. Le fait suivant prouve qu'en effet on peut tout espérer d'un traitement prudent et persévérant.

Obs. 19e. — Madame de L..., âgée de vingt-quatre ans, d'un tempérament lymphatique et nerveux, bien réglée, et d'une santé assez bonne jusqu'à son mariage qui eut lieu à dix-sept ans, vint me trouver à Plombières dans les conditions suivantes : huit mois après son mariage, à la suite d'imprudences, elle fit une fausse couche suivie de pertes abondantes et de souffrances dans le bas-ventre qui la retinrent au lit pendant plus de six semaines; relevée enfin, elle s'aperçut bientôt qu'elle n'avait pas complétement retrouvé sa santé accoutumée, que certains malaises et quelques vagues douleurs dans les organes du bassin, se faisaient encore ressentir et augmentaient sensiblement à l'époque des règles et pendant la marche et les rapports conjugaux ; depuis lors elle n'avait eu aucune apparence de grossesse.

A l'examen attentif que je fis de l'état des organes, je trouvai le col dans sa position normale, la lèvre postérieure du museau de tanche un peu forte, dure et sensible ; le corps complétement recourbé en arrière, mais assez facile à redresser, présentait dans toute l'étendue de son segment postérieur des bosselures inégales et fort douloureuses au toucher ; il y avait là une inflammation parenchymateuse chronique et partielle qui avait déterminé une retro-flexion utérine, et celle-ci était évidemment la cause de la stérilité.

Je fis prendre tous les jours de deux à trois heures des bains ; j'appliquai quatre sangsues, deux fois par semaine, sur la lèvre postérieure du col ; je conseillai des douches très-chaudes sur toute la surface du corps, des irrigations vaginales tièdes et du repos. Après six semaines de ce traitement, je constatai une diminution considérable dans la sensibilité et l'en-gorgement de l'organe malade. Madame de L... con-tinua chez elle les injections et quelques applications de sangsues. L'année suivante elle revint à Plom-bières : la matrice était sensiblement redressée ; toutes les souffrances avaient disparu ; j'introduisis assez facilement et presque sans douleur une sonde dans la cavité utérine ; je renouvelai plusieurs fois cette introduction pendant son séjour. Elle repartit enfin, et cinq mois après j'eus la satisfaction d'apprendre qu'elle était enceinte.

Mais il arrive quelquefois que la flexion utérine est la conséquence d'une constitution délicate, molle, valétudinaire et d'un ramollissement total ou partiel de l'organe. Dans ce cas il faut par un traitement tonique, général et local, approprié aux circonstances, chercher à rendre de la consistance et de la vitalité aux tissus, de l'énergie aux grandes fonctions de la vie, et rappeler une certaine activité de nutrition dans les organes reproducteurs. Mais si l'organisme ne répond pas à l'appel qu'on lui fait, si surtout, comme cela arrive si souvent dans ces cas, l'utérus est fixé par des adhérences aux parties voisines, il n'y a pas de chances de succès, pas même avec les redresseurs tant vantés et aussi dangereux qu'inefficaces dans leur emploi ; il faut alors attendre tout du temps et de l'hygiène, et borner tous ses soins au rétablissement de la santé générale.

CHAPITRE III.

DES VICES DE LA MENSTRUATION.

L'apparition du flux menstruel révèle l'époque à laquelle une jeune fille devient capable de reproduire, de même que la ménopause annonce que les vœux de la nature sont accomplis, et que la femme cesse d'être féconde. Est-ce à dire que la menstruation soit une condition absolument indispensable à l'accomplissement de la fonction maternelle? non sans doute, et il y a bien quelques exemples de femmes qui ont pu concevoir sans avoir présenté aucun phénomène menstruel; mais il faut dire que ces faits plus particulièrement observés dans les pays chauds, sont tout à fait exceptionnels, et qu'ils n'infirment pas le moins du monde, cette loi générale : que les femmes les mieux réglées, sont aussi celles qui offrent les plus grandes chances de fécondité. Aussi le médecin doit-il accorder une attention toute particulière aux diverses altérations que peut subir cette fonction dans la question si importante de la stérilité.

ARTICLE PREMIER.

L'AMÉNORRHÉE.

L'aménorrhée se présente en première ligne des troubles fonctionnels capables d'apporter un obstacle à la fécondation, et cela non-seulement en raison directe de la suppression de la fluxion congestive et hémorrhagique qui entraîne à sa suite la suspension plus ou moins complète de ces phénomènes de chaleur, de suractivité vitale et d'ardeur vénérienne qui se produisent dans le système reproducteur, à l'époque des règles ; mais aussi par l'absence de cette espèce de dilatation mensuelle des cavités utérines, qui joue un si grand rôle dans le mouvement d'aspiration à la fois séminal et ovulaire que la matrice exerce dans l'acte fécondateur ; enfin par cette sorte de sédation vitale qui frappe l'appareil sexuel d'inertie, et qui ne manque certes pas d'apporter aussi une perturbation profonde dans les phénomènes de la maturation ovulaire et probablement, un temps d'arrêt dans la ponte humaine.

L'aménorrhée peut être spontanée, essentielle, et survenir aux diverses époques de la puberté comme conséquence d'une idiosyncrasie particulière, d'une modification profonde dans la vitalité des organes génitaux ; ou se lier à un état général d'appauvrissement de tout l'organisme ; ou bien encore, et cela est assez commun, être le résultat d'une affection utérine ou ovarique.

Dans le premier cas, la matrice manque de cette puissance, de cette activité vitale nécessaire au développement de la congestion menstruelle, tout l'appareil sexuel est frappé d'asthénie, ses réactions organiques sont suspendues, et l'élaboration ovulaire elle-même doit se ressentir de cette inertie génitale ; souvent cet état est accompagné de chloroanémie ; il faut alors, au moyen d'un régime analeptique ferrugineux, d'un traitement tonique et excitant approprié à l'état de la constitution, ranimer les phénomènes de circulation et d'innervation dans les organes reproducteurs, et ne pas craindre, dans certains cas, de les provoquer par des agents directs, parmi lesquels nous citerons plus particulièrement les suivants :

1° Les injections de décoction de moutarde ou de gingembre dont nous avons parlé plus haut ;

2° L'injection ammoniacale de MM. *Lavagna* et *Ashwell*, qui se compose d'un mélange de 30 grammes de lait avec 10 à 15 gouttes d'ammoniaque ;

3° Les lavements aloétiques à très-fortes doses ;

4° Les douches utérines très-chaudes ;

5° Les titillations de la cavité utérine, au moyen de sondes ;

6° L'électricité directe employée avec tant de

succès par M. *Golding Bird*, et dont j'ai obtenu moi-même plusieurs fois, de bons résultats;

7° Enfin, et ce dernier moyen est certainement un des plus précieux, je veux parler des eaux de Plombières et surtout de cette magique étuve de siége connue sous le nom de *Trou des Capucins*, qui provoque à un si haut degré tous les phénomènes vitaux de circulation et d'innervation, dans les organes du bassin. Quelques faits suffiront à faire comprendre tout le parti qu'on peut tirer de ce moyen.

Obs. 20°. — Une jeune personne de Salins, âgée de 26 ans, grande, bien faite, d'un caractère calme, lymphatique et nerveuse, fut réglée à l'âge de 16 ans, assez médiocrement et avec quelques retards. Depuis sept ans elle était complétement aménorrhéique, sans que sa santé d'ailleurs en souffrît autrement, lorsqu'elle vint à Plombières, après avoir vainement employé une foule de moyens pour rétablir la menstruation.

Je conseillai des bains chauds et courts, de longues séances sur le Trou des Capucins, une bonne nourriture, des ferrugineux, de l'exercice à pied et à âne. Après huit jours, il y eut une apparition assez considérable des règles qui durèrent trois jours ; nous reprîmes ensuite le traitement, et nous le continuâmes malgré la congestion évidente des organes du bassin; la menstruation reparut le vingt-sixième jour et ne s'est pas dérangée depuis.

Je pourrais rapporter ici bien des exemples de stérilités ayant leurs causes dans un certain degré de torpeur vitale de l'appareil utérin, accompagnée d'aménorrhée ou d'une menstruation rare, irrégulière, insuffisante, dans lesquels les ressources variées qu'on rencontre dans l'établissement hydrothermal de Plombières, ont procuré les plus heureux résultats. Je n'hésite pas à affirmer que plus de la moitié des femmes qui y viennent dans ces conditions, qui y subissent avec patience un traitement méthodique et bien approprié à leur position, finissent par y retrouver la faculté de concevoir; cela résulte de faits nombreux de ce genre, que j'y ai observés; en voici deux que je prends parmi les plus concluants :

Obs. 21e.— Une dame du Jura, mariée à l'âge de 19 ans, à un homme jeune, bien constitué et pour lequel elle éprouvait le plus vif attachement, vint me trouver à Plombières, après sept années de mariage sans la moindre apparence de grossesse, et désespérée de ne pas avoir d'enfants; elle me confia que, malgré tous les attributs d'une constitution forte, d'une santé parfaite, elle avait toujours été fort peu et fort mal réglée, et que depuis quelques années ses règles avaient presque entièrement cessé de paraître; que malgré les plus tendres sentiments qui l'unissaient à son mari, les rapports conjugaux n'avaient jamais éveillé en elle aucune espèce de sensation; qu'elle avait d'ailleurs employé sans succès, une infinité de moyens qui lui avaient été conseillés soit pour rétablir le flux menstruel, soit pour la rendre mère.

L'exploration des organes génitaux ne me révéla rien que de fort naturel, si ce n'est peut-être un peu d'exiguïté relative de l'utérus, circonstance d'ailleurs très-ordinaire chez les femmes aménorrhéiques. Je décidai cette dame à passer une grande partie de la belle saison à Plombières, et pendant ce temps je lui fis prendre tous les jours une étuve de siége au Trou des Capucins, qu'elle continua malgré un certain degré de congestion des organes du bassin, et quelques apparitions sanguines. Deux fois par semaine, elle prenait un bain, une injection de décoction de moutarde, et presque tous les jours une longue promenade à pied ou à âne.

L'année d'ensuite, elle revint continuer son traitement : la menstruation s'était rétablie sans lacune, mais sans abondance. La matrice plus excitable avait acquis un peu de volume, et cette fois les étuves la congestionnaient au point de produire de véritables pertes et quelques légers frémissements voluptueux. Je conseillai cependant les mêmes moyens que précédemment, mais avec plus de réserve. Vers la fin de cette seconde année, le mari de cette dame m'écrivit qu'elle était enceinte. Depuis lors elle eut deux autres enfants.

Obs. 22e. — Celle-ci est extraite de mon *Guide aux Eaux minérales de Plombières*. Elle est certainement une des plus curieuses et des plus probantes en faveur de l'action de ces eaux. Il s'agit d'une dame de Paris fort répandue dans la société, et qui était mariée depuis 14 ans sans avoir eu d'enfants. Nature impassible, molle, lymphatique, très-peu et irrégulièrement réglée, assez grosse et bien portante, souffrant par devoir les approches de son mari, sans jamais avoir compris ni partagé ses transports; cette dame fit un séjour de six semaines à Plombières, pendant lesquelles j'employai toutes nos ressources hydro-thermales pour provoquer une suractivité sanguine et nerveuse dans l'appareil génital, pour y concentrer tous les phénomènes d'une énergique vitalité. A la suite de son traitement, cette dame eut successivement trois enfants dans l'espace d'un peu plus de quatre ans; sa santé en souffrit même de telle sorte que, pour la rétablir, son médecin, le professeur *Requin*, eut la pensée de lui conseiller les eaux de Plombières; mais son mari, redoutant une recrudescence de fécondité, crut devoir donner la préférence à un autre établissement thermal.

Ces observations n'ont pas besoin de commen-

taires; elles démontrent, beaucoup plus qu'on ne
pourrait le faire avec les meilleurs raisonnements,
tout le parti qu'on peut tirer d'une bonne administra-
tion de nos eaux de Plombières dans l'aménorrhée
essentielle et contre la stérilité qui en est la conséquence.

Quand l'aménorrhée est symptomatique d'une
chloro-anémie ou d'une affection utérine quelconque,
son traitement, on le conçoit bien, doit être subor-
donné à celui que réclame l'état général et la maladie
principale; nous y reviendrons dans la suite.

———

ARTICLE II.

LA MÉNORRHAGIE.

La menstruation immodérée à tous les degrés, peut
également devenir une cause de stérilité, qu'elle soit
le résultat d'un état pléthorique général, d'une asthénie ou d'une irritation congestive habituelle des organes du bassin, d'une affection utérine ou ovarique
quelconque, d'abus sexuels, de la masturbation, etc.

Dans ces circonstances, la fécondation n'est pas
toujours réellement entravée; elle peut s'opérer, au
contraire, dans la plupart des cas, comme dans l'état
normal, ainsi que j'ai pu le constater bien des fois;
mais à la première ou à la seconde congestion utérine périodique, le produit de la conception est en-

traîné par le torrent menstruel dans lequel il se confond, et cela, le plus habituellement, sans que la femme ait la conscience de cette série d'avortements qui la prive des joies de la maternité.

On doit comprendre combien il est difficile d'établir des règles générales de traitement contre un état qui, en réalité, réclame des soins aussi variés que les causes qui le produisent le sont elles-mêmes... Les conseils de prudence et de sagesse suffiront parfois à ramener les pertes périodiques à des proportions modérées et régulières..... D'autres fois, le médecin devra avoir recours aux ressources thérapeutiques : les injections, les lavements, et même les bains de siége frais, dans l'intervalle des époques, avec le repos horizontal pendant la durée des règles, conviennent dans beaucoup de cas... Les petites saignées révulsives, les ventouses sur les seins et entre les épaules, les boissons acidules froides, les pilules alumineuses du docteur Jacquot concourent aussi très-efficacement au même but... Dans les cas les plus rebelles, on pourra avoir recours au seigle ergoté sous diverses formes, ou mieux au perchlorure de fer à l'intérieur et en injections.

Si l'excessive abondance des règles puise sa source dans une affection de matrice ou des ovaires, le traitement doit être plus particulièrement dirigé en vue de celle-ci, et se subordonner aux indications particulières qu'elle réclame.

ARTICLE III.

LA DYSMÉNORRHÉE.

On appelle ainsi cet état dans lequel la menstruation est parfois si pénible, si douloureuse, que le ré-
tour de chaque époque est une occasion nouvelle de
terreur et d'effroi. On ne peut pas considérer la
dysménorrhée en elle-même, comme une cause de
stérilité; mais la fécondation peut trouver un obstacle réel, dans quelques-unes de ses causes.

Tantôt c'est une sorte d'hypersthénie du système
nerveux utérin, souvent accompagnée de névro-
sisme, de vapeurs ou d'accidents hystériques, qui oc-
casionne les souffrances dysménorrhéiques, et dans
ce cas les rapports conjugaux provoquent ordinairement un tel état de contraction et de spasme dans la
matrice que son imprégnation est tout à fait impossible. Dans ce cas, les calmants et les antispasmodiques
sous toutes les formes : le castoréum, l'assa fétida,
l'esprit de Mendérerus, les bains prolongés, les injections, un bon régime, l'exercice modéré à la campagne, la continence, etc., conviennent à merveille. J'ai
vu plusieurs fois, dans des circonstances de ce genre,
les eaux de Plombières produire les résultats les plus
salutaires ; en voici un fait des plus remarquables.

Obs. 23ᵉ.—Une jeune dame de la Haute-Marne, mariée depuis sept ans, sans enfants, d'un tempérament
sec très-nerveux, impressionnable au dernier point,

atteinte de vapeurs hystériques, très-médiocrement réglée et souffrant à se tordre pendant ses époques; ne supportant d'ailleurs les caresses conjugalés qu'avec l'inquiétude des spasmes hystériques et du malaise qui en sont les suites ordinaires; vint me trouver à Plombières en 1848, après avoir vainement employé une foule de moyens qui lui avaient été prescrits.

Après un premier bain que j'adoucis avec du son, j'examinai cette dame attentivement... Je ne trouvai absolument rien, si ce n'est cette excessive irritabilité de l'appareil reproducteur, poussée au point d'en rendre l'exploration difficile et fort douloureuse. Je conseillai des bains à 33° centig., très-mitigés et de plus en plus prolongés, avec des irrigations vaginales à une température inférieure à celle du bain, des douches écossaises, quelques verres d'eau en boisson, beaucoup d'exercice dans les montagnes, un régime fortifiant, vin de Bordeaux coupé avec l'eau ferrugineuse. Sous l'influence de ce traitement, il se manifesta peu à peu dans toutes les fonctions un certain degré de vigueur et d'aisance tout à fait inaccoutumé; les règles parurent plus abondantes et moins douloureuses; ce mieux être fit de nouveaux progrès après le retour de cette dame dans sa famille, et elle devint enceinte dans la même année.

D'autres fois la dysménorrhée est le résultat d'une sorte de densité rigide et spasmodique du tissu utérin qui ne se prête alors que douloureusement à l'ex-

pansion congestive mensuelle, et qui, dans les cas
de grossesse, cède si peu ou si difficilement au développement du germe humain, qu'on peut prédire,
à peu près à coup sûr, un prochain avortement. J'ai
connu plusieurs dames dans ce cas, et j'en soigne
une en ce moment, qui a déjà fait trois fausses couches, et qui en est à sa quatrième grossesse.

Dans ces circonstances, j'ai toujours obtenu les
meilleurs résultats de petites saignées générales pra-
tiquées avant l'époque des règles, de bains et d'irrigations vaginales très-prolongés, et du régime végétal. Comme dans le cas précédent, les eaux de Plombières réussissent ici à merveille, ainsi qu'on le verra
dans l'observation suivante.

Obs. 24°.— Mme la baronne ***, âgée de vingt-cinq
ans, bien constituée, d'une bonne santé, d'un tempérament sanguin et très-nerveux, mariée depuis six
ans, ayant fait une fausse couche peu de temps
après son mariage, à deux mois de grossesse, stérile depuis lors, a toujours souffert horriblement à
chaque époque menstruelle, au point d'être obligée
de prendre le lit, de se couvrir de cataplasmes lau-
danisés, et souvent, malgré tous les calmants antispasmodiques, de se tordre dans des spasmes affreux.
Cependant la matrice est saine, bien développée ; mais
son col, sans présenter une bien réelle augmentation
de volume, est extrêmement dur, rigide et sensible

au toucher. Pendant l'époque des règles, il est chaud, très-douloureux et à peine béant.

Après avoir vainement essayé d'une foule de moyens, je conseillai à cette dame de venir à Plombières. Là, je lui fis prendre tous les jours de trois à quatre heures de bains, pendant lesquels tout en buvant quelques verres d'eau thermale et savonneuse, elle faisait des irrigations vaginales extrêmement prolongées. Je la tins à un régime végétal sévère, et à l'eau pure. Cette dame resta six semaines à Plombières, y eut deux fois ses règles presque sans souffrances. A son départ, le col utérin était beaucoup moins rigide et complétement insensible. Peu de temps après, elle devint enceinte et mit au monde un bel enfant, après une grossesse assez pénible. Depuis lors sa santé fut parfaite.

Je me suis souvent demandé si cette rigidité du tissu utérin n'était pas le résultat d'un léger travail phlegmasique? La sensibilité dont il est quelquefois le siége m'en a donné l'idée ; mais comme la douleur n'existe pas toujours, et que d'ailleurs on ne rencontre jamais ni rougeur, ni gonflement bien notable, je reste disposé à la considérer comme une sorte d'hypertrophie nutritive.

La dysménorrhée peut aussi dépendre de l'extrême étroitesse des cavités utérines, et surtout de l'orifice du col ; il faut alors procéder à leur dilatation suivant les règles que nous avons établies précédemment. Enfin, elle peut être la conséquence symptomatique d'une affection utérine, et plus particulièrement de la métrite chronique; nous y reviendrons à cette occasion.

ARTICLE IV.
CONCRÉTIONS FIBRINEUSES.

Il arrive quelquefois, et cela surtout chez les personnes dont la menstruation est abondante, qu'il se forme et s'amasse dans la cavité utérine, des concrétions sanguines qui entretiennent pendant quelques jours après les règles un suintement sanguin, et qui sont rendues par fragments filamenteux ou pelliculaires; mais qui, précisément par leur présence dans la cavité de l'organe à l'époque la plus favorable à la fécondation, peuvent devenir une cause de stérilité. J'ai vu plusieurs fois ces concrétions fibrineuses s'amasser et grossir dans la matrice, entretenir un léger écoulement rouillé, s'allonger peu à peu dans la cavité du col et être rendues après quelques coliques, quelquefois même avec toutes les apparences d'une fausse couche.

Il faut bien distinguer ces concrétions sanguines de ces débris de l'exfoliation muqueuse qui s'opère souvent pendant la durée des règles, qui comprend parfois la poche muqueuse utérine tout entière, et qui, dans ce cas, a pu faire croire à l'expulsion d'une membrane caduque, et par conséquent à une fausse couche. Cette sorte d'exfoliation menstruelle, partielle ou générale, est considérée par M. *Coste* comme un phénomène naturel et constant de la menstruation, qui a son analogue dans quelques animaux. Quant à moi, qui ne l'ai observée que dans des cas de dysménorrhée, je suis très-disposé, au contraire, à ne la considérer que comme un phénomène pathologique.

Quand on s'est assuré que ces concrétions sanguines forment un obstacle mensuel à la fécondation, il ne faut pas balancer à en provoquer l'évacuation immédiatement après les règles, au moyen de la sonde-curette de *Récamier*. J'ai vu deux fois ce célèbre maître pratiquer cette petite opération, et je l'ai faite moi-même une fois avec succès.

Obs. 25e. — Dans le fait qui m'est personnel, il s'agissait d'une jeune dame israélite, mariée depuis deux ans, sans enfants. Ses époques menstruelles étaient abondantes, duraient huit jours, et, pendant cinq ou six jours encore, elle conservait un léger écoulement séro-sanguin, mêlé de quelques débris pseudo-membraneux ou fibrineux, qu'on voyait ordinairement engagés dans le col en forme de bouchon. Après avoir fait comprendre à cette dame comment cet état pouvait être la cause de sa stérilité, je la décidai à se laisser curer la cavité utérine après ses règles, pendant quelques mois. Elle devint enceinte à la suite de la seconde opération.

CHAPITRE IV.

MALADIES DE L'APPAREIL REPRODUCTEUR QUI PEUVENT APPORTER DES ENTRAVES A LA FÉCONDATION.

ARTICLE PREMIER.

VÉGÉTATIONS. POLYPES.

Ce que je viens de dire des concrétions sanguines s'applique, à plus forte raison, à ces productions cellulo-vasculaires des cavités utérines, à cette sorte d'hypertrophie inflammatoire de la membrane muqueuse, qui se rencontre plus particulièrement vers l'insertion des trompes, et qui en rétrécit ou même en oblitère les orifices ; enfin, à toutes les végétations polypeuses du corps ou du col utérin, qui, par leur présence, s'opposent à l'imprégnation fécondante : il faut en faire l'extraction.

ARTICLE II.

ACÉPHALOCYSTES.

Ainsi que les productions précédentes, la présence de ces entozoaires dans la cavité utérine, bien que fort rare, n'en est pas moins une cause de stérilité que j'ai observée une fois. Ce n'est guère d'ailleurs qu'à leur issue qui s'opère de loin en loin, qu'on peut en reconnaître l'existence. Il faut alors en provoquer l'expulsion par tous les moyens : les injections irritantes, avec du sel ou du vinaigre, et enfin, en dernier ressort, la curette de Récamier.

ARTICLE III.

L'HYSTÉRALGIE.

Cette névralgie utérine, quelquefois si rebelle à tous les moyens, et dont les souffrances aiguës et permanentes rendent les rapports sexuels douloureux et souvent impossibles, peut devenir par cela même une cause de stérilité. J'en ai recueilli les trois observations suivantes.

Obs. 26ᵉ. — J'ai été consulté par une dame de Fontainebleau, encore jeune, mariée déjà depuis plusieurs années, sans avoir eu d'enfants, et qui, depuis les premiers temps de ses rapports conjugaux, conserva à l'orifice, et un peu dans le trajet du canal vaginal, une douleur permanente, tellement aiguë, qu'elle la comparait à une ardente brûlure. Cette dame ne supportait qu'avec peine le plus léger examen, à plus forte raison les moindres relations sexuelles. Et cependant les organes ne présentaient aucune nuance anormale, aucune altération appréciable, si ce n'est une chaleur plus considérable que dans l'état naturel. Cette dame avait épuisé toutes les ressources que son médecin, le docteur *Bardout,* avait pu imaginer. Je lui conseillai des applications permanentes d'eau glacée, et de venir ensuite passer une saison à Plombières. Je ne l'ai pas revue.

Quand l'hystéralgie affecte le système nerveux utérin, les douleurs ne sont ni moins vives, ni moins opiniâtres ; elles s'accompagnent parfois de spasmes ou de contraction de la matrice, et elles ressemblent alors beaucoup aux souffrances de l'enfantement. J'ai vu deux faits de ce genre, dans lesquels les calmants, les antispasmodiques, et même la cautérisation au fer rouge, avaient été employés sans succès, guérir complétement par le seul moyen des eaux de Plombières.

Obs. 27ᵉ.— Mᵐᵉ C..., de Lyon, âgée de vingt-quatre ans, d'un tempérament lymphatique et nerveux, fille d'un rhumatisant, du reste bien portante et mariée depuis trois ans, sans enfants, éprouva peu de temps après son mariage, à l'époque d'un débordement du Rhône, une vive émotion et un refroidissement qui occasionnèrent une brusque suppression des règles, et immédiatement une névralgie utérine des plus intenses ; les douleurs aiguës, presque incessantes, irradiaient dans les cuisses et autour des hanches, prenant parfois dans la matrice le caractère d'une violente compression ou la forme expulsive ; les rapports conjugaux étaient devenus à peu près impossibles et d'ailleurs stériles, par suite des spasmes et des souffrances qu'ils provoquaient.

Cet état durait depuis plus de deux ans et n'avait pas été sensiblement modifié par les moyens les mieux appropriés, lorsque cette dame me fut adressée, à Plombières, par le professeur *Bonnet*. Je conseillai d'abord un bain, que la malade prit avec quelque répugnance, parce que, me dit-elle, ils ne lui réussissaient jamais. Et en effet, elle s'en trouva beaucoup plus mal. Je bornai alors son traitement aux douches, aux étuves et à l'eau thermo-minérale en boisson ; l'amélioration fut prompte et la guérison complète après un mois de séjour à nos eaux. Quatre mois après son retour dans sa famille, je reçus une lettre de son mari qui m'apprenait sa grossesse.

ARTICLE IV.

VAGINITE CHRONIQUE.

L'inflammation chronique du vagin peut devenir une cause de stérilité, soit par les troubles physiologiques qu'elle apporte quelquefois dans les organes reproducteurs, soit en rendant la cohabitation complétement impossible ; deux dames de Lyon et une de Versailles m'en ont fourni trois exemples remarquables dont voici le sommaire.

OBS. 28°. — Madame ***, de Lyon, vingt-quatre ans, constitution délicate et nerveuse, mariée depuis trois ans sans enfants, vint me trouver à Plombières dans l'état suivant : les parois vaginales gonflées, rouges, remplissant la cavité, laissaient échapper des mucosités verdâtres, souvent sanguinolentes, et ne permettaient pas le plus léger attouchement, le plus simple examen ; depuis plus de deux ans les relations sexuelles étaient complétement interrompues. Cet état s'était développé peu de temps après le mariage, sous l'influence de divers excès, et depuis à peu près la même époque, les règles étaient supprimées. Les bains très-prolongés de trois à quatre heures par jour ; les injections répétées plusieurs fois dans la journée avec de l'eau du Christ, adoucie par une solution d'amidon cuit ; des douches générales révulsives très-chaudes ; du repos et un régime blanc, ont amené la guérison en six semaines ; les règles ont reparu ; et dans la même année cette dame est devenue enceinte.

Le second fait présente avec celui que je viens d'exposer beaucoup trop d'analogie pour qu'il soit utile de le reproduire ; mais le troisième en diffère trop notablement et par le siége et par la nature de l'inflammation, pour le passer sous silence ; le voici.

Obs. 29e.— Une jeune dame des environs de Versailles, d'une constitution assez forte, d'un tempérament lymphatique et sanguin, fille d'une mère atteinte d'un psoriasis, mariée depuis plus de trois ans sans enfants, se présenta à moi dans l'état suivant :

toute la vulve et une grande partie de la longueur du vagin, présentaient une rougeur livide et un gonflement médiocre ; mais une chaleur et une cuisson intolérables qui rendaient l'exploration extrêmement douloureuse, la marche et la cohabitation impossibles ; il n'y avait qu'un très-faible écoulement séro-muqueux, quelquefois teint de sang. Étant jeune fille, elle avait eu dans ces mêmes parties, plusieurs petites éruptions qui avaient cédé à des moyens simples ; mais cette fois, et à peu près depuis son mariage, l'inflammation avait résisté à tout ce qui avait été employé, même à la cautérisation.... Cet état me parut avoir un caractère dartreux héréditaire. Je conseillai à cette dame de venir à Plombières ; elle y fit un premier traitement de quatre semaines qui améliora beaucoup son état. Elle y revint achever sa guérison l'année d'ensuite ; et elle devint grosse peu de temps après son départ. Depuis lors sa santé fut parfaite.

ARTICLE V.

AFFECTIONS CATARRHALES.

Les diverses formes de catarrhes utérins aigus, ou chroniques, du corps ou du col, sont des causes de stérilité, beaucoup plus communes qu'on ne le pense, soit par le gonflement de la membrane muqueuse qui forme obstacle dans la cavité de l'organe, soit par le boursouflement en quelque sorte œdémateux du museau de tanche qui en obstrue l'orifice ; soit enfin par les sécrétions muqueuses, épaisses, consistantes, vitreuses, qui remplissent généralement la cavité du col, à la manière d'un bouchon qu'on dirait adhérent aux parois, tant elles s'en détachent difficilement, et cela surtout quand c'est le col lui-même et le corps muqueux (*œufs de nabots*) qui sont affectés.

En considérant cette sécrétion muqueuse comme une des causes certaines et fréquentes de stérilité, il est évident que je ne peux pas admettre et que je repousse comme tout à fait erronée, cette opinion de M. *Tyler Smith* qui prétend que dans l'état physiologique la cavité utérine est le siége d'une sécrétion qui dans l'intervalle des époques menstruelles en ferme entièrement le canal, jusqu'à ce que le flux des règles vienne chasser ce bouchon.

Cette sécrétion ne se produit réellement que dans les affections catarrhales du corps utérin ; il est vrai qu'il arrive quelquefois, dans ce cas, que par suite d'une sorte de coarctation de son orifice, ou par le gonflement du corps muqueux, les produits secrétés s'accumulent avec quelques souffrances dans la matrice, et qu'ils n'en sont expulsés que par de douloureux efforts du flux menstruel ; mais c'est là évidemment un état pathologique.

En général les catarrhes utérins sont assez rebelles

aux ressources de la médecine. C'est que le plus souvent ils sont entretenus par certaines prédispositions générales ou locales qu'on néglige peut-être trop dans les indications thérapeutiques ; et en effet tantôt le flux catarrhal coïncide avec un état de débilité ou de lymphatisme qui laisse l'organisation sans défense, sans ressort, sans réaction contre le travail phlegmasique ; tandis que d'autres fois, au contraire, la constitution ne laisse rien à désirer, mais l'utérus est le siége d'une irritabilité habituelle, ou d'un état congestif qui concentre sur lui et y perpétue le mouvement inflammatoire subaigu ou chronique ; de là évidemment des indications différentes.

Dans le premier cas, les préparations ferrugineuses, amères et balsamiques, un bon régime et de l'exercice modéré au grand air de la campagne, et alors aussi quelques gouttes de solution de perchlorure de fer dans de l'eau sucrée, produisent assez généralement de bons effets ; pendant que dans le second cas, il conviendra de débuter par les antiphlogistiques locaux et généraux.

L'effet de ces moyens dans les deux circonstances différentes que nous avons établies, devra ensuite être secondé par une thérapeutique plus directe et plus spéciale ; on pourra toucher l'intérieur du col au moyen d'un pinceau trempé dans une solution de nitrate d'argent, de perchlorure de fer, ou la teinture d'iode ; on pourra faire une injection de quelques

gouttes seulement de ces mêmes préparations, éten-
dues ou plus concentrées, suivant les circonstances;
et, si elles échouent, les remplacer par les solutions
astringentes de sulfate de zinc ou d'alumine, etc.; on
pourra essayer l'extrait d'ergot et les lavements ré-
vulsifs, avec de fortes doses d'aloës et de coloquinte,
dont M. le professeur *Aran* a obtenu de bons résultats dans les cas les plus rebelles.

Enfin, il faut bien le dire, l'expérience de tous
les temps et celle que j'ai acquise moi-même depuis
vingt-cinq ans, de l'effet des eaux de Plombières, me
porte à les recommander dans les affections catarrhales utérines. *Winter*, médecin de François Ier, dit
de ces thermes : *Albos mulierum fluores præsentes
discutiunt*. Et en effet la qualité de ces eaux, l'ou-
tillage de l'établissement, toutes les circonstances ac-
cessoires et adjuvantes qu'on rencontre dans le pays,
nous donnent des moyens d'action extrêmement efficaces contre cette maladie, et tous les ans nous y
obtenons des succès complets contre les leucorrhées
catarrhales les plus rebelles, et contre la stérilité
qui en est la suite.

ARTICLE VI.

MÉTRITE PARENCHYMATEUSE CHRONIQUE PARTIELLE OU GÉNÉRALE; ENGORGEMENT CONGESTIF DU TISSU UTÉRIN.

Ces divers états inflammatoires ou congestifs, sont
des causes de stérilité à plusieurs points de vue diffé-

rents : d'abord parce qu'ils peuvent apporter un obstacle direct à la fécondation par le gonflement des parois utérines, qui resserre les cavités de l'organe gestateur et peuvent en obstruer plus ou moins les orifices du col et des trompes, et en entraver ainsi l'action physiologique; et ensuite, parce que si malgré cet état pathologique l'imprégnation utérine s'opérait, l'avortement en serait une conséquence presque infaillible.

D'un autre côté, dans les engorgements partiels du corps, il est bien rare que la matrice ne perde pas l'équilibre, et ne cède pas, peu à peu, au poids acquis en basculant sur son axe de suspension, et ne présente ainsi par son déplacement, un obstacle de plus à la fécondation. — Enfin quand l'inflammation chronique affecte plus particulièrement le col utérin, on voit parfois ce dernier grossir et s'allonger excessivement jusqu'à sortir de la vulve, ainsi que l'a observé *Virchow*, et, dans ce cas, ajouter une nouvelle cause de stérilité, à celles que nous venons de signaler.

Il ne peut pas entrer dans le plan de cet opuscule, d'exposer d'une manière méthodique, tous les moyens de traitement que réclament toutes les variétés d'engorgements congestifs, ou de phlegmasies chroniques qui peuvent affecter l'organe utérin ; nous dirons seulement ici, qu'on a beaucoup trop laissé tomber en oubli les applications de sangsues sur le col, dont j'ai toujours obtenu d'excellents résultats, ainsi que beaucoup d'autres médecins; et ensuite qu'une nombreuse expérience m'a appris que quand par leur concours on a opéré un mouvement de retour au travail inflammatoire, un commencement de résolution et de dégorgement, l'usage bien dirigé des eaux de Plombières achève promptement et consolide merveilleusement la guérison.

ARTICLE VII.

OVARITES.

La structure délicate des ovaires, les phénomènes physiologiques si actifs dont ils sont les instruments, le rôle important qui leur est attribué dans l'acte de la génération, suffisent à expliquer à quel point les altérations diverses de ces organes, peuvent entraver l'accomplissement de leurs fonctions génitales.

Des observations nombreuses et incontestables attestent que l'existence d'un seul ovaire suffit à la conception; par conséquent, quand une lésion quelconque ne frappera d'impuissance que l'un de ces organes, et que l'autre sera sain, on pourra affirmer que la faculté de reproduire ne sera point anéantie de ce fait.

Les médecins qui se sont particulièrement occupés des maladies des organes de la reproduction, chez la femme, ont étudié avec quelque soin, l'inflammation puerpérale des ovaires ; ils ont également observé l'ovarite qui se développe à la suite de certaines phlegmasies utérines ; mais ils ont à peine signalé l'ovarite à marche lente, subaiguë ou chronique, indépendante de toute autre affection, qui se remarque chez les jeunes femmes nouvellement mariées, quelquefois même chez les jeunes filles, surtout dans les premiers temps de la menstruation, qui ne se révèle parfois que par des symptômes assez vagues, et qui est certainement une cause fréquente de stérilité.

Les observations nombreuses que j'ai faites de cette maladie me portent à penser que cette ovarite spontanée est de beaucoup la plus commune, et que ses causes ordinaires sont l'abus des plaisirs sexuels, l'excitation fréquente et contre nature des organes génitaux, les imprudences commises pendant l'époque des règles et leur brusque suppression. Si on veut bien se reporter aux phénomènes physiologiques qui accompagnent le travail de l'ovultation, si voisins d'un véritable état pathologique, on se rendra compte de l'influence immense de cette dernière cause.

Le développement pathologique de l'organe malade est ordinairement trop peu considérable pour être apprécié à travers les parois hypogastriques ; ce n'est guère que par le toucher anal ou vaginal, et dans ce dernier en relevant fortement le cul-de-sac vaginal, qu'on peut se rendre compte de son volume et de sa sensibilité ; et on y arrive d'autant plus facilement que bien des fois les ovaires engorgés sont entraînés en bas, sur les côtés de la matrice. Si aux signes fournis par l'exploration directe vous ajoutez un léger sentiment de chaleur et de douleur profonde, accompagné d'irradiations névralgiques dans l'aine et autour de la partie antérieure du bassin, se reproduisant avec plus d'intensité aux époques menstruelles ou à la suite de fatigues, il ne restera aucun doute sur le véritable caractère de la maladie.

L'ovarite chronique est assez fréquemment double, mais dans ce cas les deux côtés sont habituellement affectés à des degrés différents. L'ovaire du côté gauche m'a toujours paru le plus gravement ou le plus communément malade.

Dans le traitement de cette maladie, il importe extrêmement de tenir compte des indications qui ressortent de ses causes, afin d'en éloigner l'influence, ainsi que des dispositions particulières à l'organisation de la patiente. Si les antiphlogistiques sont jugés nécessaires, il faudra cependant en borner l'usage, pour recourir aux exutoires, aux fondants, comme l'iode, la ciguë, le calomel à doses altérantes, etc. C'est encore un de ces cas dans lesquels on ne saurait trop recommander les eaux de

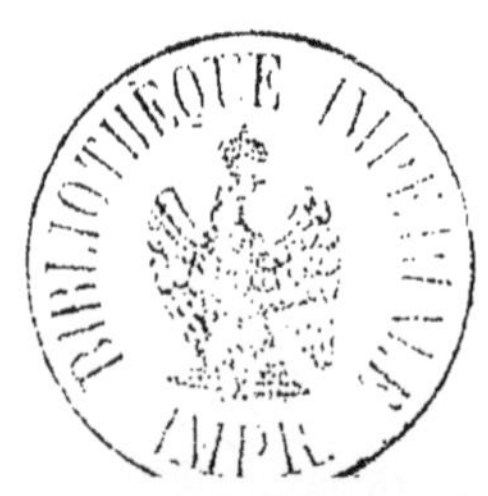

Plombières (1). Il est d'autant plus important de n'apporter aucune négligence dans le traitement de l'ovarite chronique, qu'elle peut devenir la source de diverses sortes d'altérations ou de dégénérescences qui, à leur tour, constituent des causes incurables de stérilité.

L'inflammation des trompes n'est pas une cause moins certaine de stérilité, mais c'est une maladie encore bien peu connue, difficile à caractériser, et qui coïncide ordinairement avec les différentes sortes de métrites ou d'ovarites ; son traitement d'ailleurs se borne aux indications qui ressortent des phlegmasies concomitantes.

---

(1) Voyez, dans mon *Guide aux eaux minérales de Plombières*, plusieurs faits de guérisons remarquables, d'ovarites graves.

CHAPITRE V.

DE QUELQUES CAUSES PHYSIOLOGIQUES OU IDIOSYNCRASIQUES DE STÉRILITÉ.

Dans nos considérations générales sur les influences qui peuvent exercer une action appréciable sur la fécondité ou la stérilité des femmes, nous sommes entré dans quelques détails sur celles qui résultent de certaines antipathies organiques, de certains tempéraments ou de natures torpides, de quelques habitudes particulières, etc., c'est ici le lieu d'examiner ces diverses conditions, au point de vue de la thérapeutique.

ARTICLE PREMIER.

DISCONVENANCES ORGANIQUES.

Cette cause de stérilité qui fait que deux êtres d'ailleurs bien conformés, très-capables l'un et l'autre d'avoir des enfants dans d'autres unions, et qui ne parviennent pas à en faire ensemble, est assez commune dans le monde, pour ne point avoir échappé à l'attention vulgaire. L'observation rigoureuse porte donc à l'admettre dans la science des faits, bien qu'il soit difficile, peut-être même impossible d'en saisir la vraie nature, d'en apprécier le véritable caractère.

Qu'on se garde bien d'en rechercher les raisons dans
certaines antipathies de caractères ou de sentiments,
ou dans quelques répugnances individuelles ; elles
existent dans le sang, dans la nature intime, occulte,
mystérieuse de l'organisation dont les disconvenances
au point de vue de la reproduction, se manifestent
malgré les liens d'un mutuel et ardent amour !

Déjà nous avons dit que le temps et les habitudes
d'une vie commune, pouvaient, à la longue, ramener
entre deux êtres, cette harmonie organique qui assure
la reproduction ; nous en avons trouvé des exemples
dans l'histoire et nous en avons observé nous-même
plusieurs fois ; mais il serait bien triste pour de jeunes
époux, de n'avoir à compter que sur le temps aux
effets toujours si lents et si tardifs ; la médecine heu-
reusement dans ces circonstances, peut venir au se-
cours de leur très-légitime impatience, au moyen de
certains modificateurs organiques qu'elle trouve dans
ses ressources :

1° Dans les régimes appropriés aux tempéraments, aux constitutions individuelles ; les uns devant être relevés, excités par des aliments analepti-
ques et stimulants assaisonnés de quelques légers
aphrodisiaques ; d'autres au contraire devant être
tempérés par une alimentation douce et des boissons calmantes.

2° Dans des voyages dirigés vers différents climats

suivant les dispositions particulières. Il y a quelques années, j'ai envoyé en Algérie, avec son mari, une jeune dame lymphatique et nerveuse, bien portante, mariée depuis cinq ans sans enfants; elle est revenue enceinte après huit mois d'absence. Elle me disait toujours qu'elle ne pouvait couver, c'est son expression, que dans les pays chauds, et que sa mère créole avait été comme elle. Nul doute en effet que le climat n'exerce une influence très-réelle sur la fécondité de notre espèce, ainsi que nous l'avons déjà dit; et bien qu'en général la femme conserve la faculté de reproduire dans toutes les latitudes, il est certain que quelques organisations exceptionnelles exigent pour cela un climat particulier, et que dans tous les cas la femme est d'autant plus féconde qu'elle vit dans le milieu qui convient le mieux à sa nature.

A cette occasion je veux citer un fait assez remarquable extrait de l'art hippique. *Bourgelat* raconte que deux étalons placés dans deux communes différentes, l'un dans la plaine, l'autre dans la montagne, n'avaient donné, pendant deux ans, aucun signe de fécondité, malgré de nombreux appareillements, et qu'il avait suffi de les changer de localité, pour les rendre tous deux extrêmement féconds.

Il est impossible de douter un instant des modifications profondes que les déplacements amènent dans le système nerveux, quand on voit des névroses extrêmement rebelles à toutes les médications les plus intelligentes, guérir par ce seul moyen. Les voyages impriment bien certainement à l'organisme, des conditions toutes nouvelles, toutes différentes de vitalité, et on peut espérer des changements qu'ils apportent dans l'existence, une réunion de conditions favorables à la fécondation.

3° Les bains de mer et les eaux minérales ne sont pas moins favorables dans ces circonstances, et parmi les dernières nous citerons plus particulièrement celles de Plombières, parce qu'une longue expérience nous a appris que par leur nature et leurs différents modes d'emploi spéciaux, par toutes les circonstances extérieures qui concourent à leurs effets, elles modifient profondément l'organisation de la femme. Nous avons vu bien des époux sans enfants, malgré toutes les conditions de la meilleure santé et de la conformation la plus régulière, venir solliciter de cette bienfaisante naïade, la faveur de la maternité, et j'ai eu souvent la satisfaction d'apprendre que leurs vœux étaient exaucés.

ARTICLE II.

TEMPÉRAMENTS.

Envisagés au point de vue de la reproduction, certains tempéraments peuvent être, dans leur exagération, considérés comme causes de stérilité : nous avons dit comment l'extrême nervosité, comment l'orgasme génital habituel, ou l'état spasmodique utérin provoqué par l'acte copulateur, pouvaient être des obstacles à la fécondation. Nous avons fait voir que les tempéraments opposés n'étaient guère plus favorables à la reproduction, et que la stérilité n'était pas moins commune chez les femmes très-lymphatiques, torpides, dont les tissus mous, atoniques, ne jouissent d'aucune sensibilité, d'aucune réaction sexuelle, que les rapports conjugaux trouvent et laissent froides et impassibles, et chez lesquelles la matrice n'est animée pendant le coït, d'aucun de ces frémissements voluptueux, de ces mouvements d'aspiration qui assurent la reproduction. C'est ici le lieu de faire connaître les moyens de neutraliser, si cela est possible, les fàcheux effets de ces tempéraments excessifs, de ces natures extrêmes.

Dans le premier cas on peut espérer de combattre l'excessive irritabilité génitale, ou la prédominance exagérée du système nerveux, par un régime substantiel, fortifiant, le séjour à la campagne, un exercice modéré, quelques travaux de jardinage, une vie tranquille, exempte de contrariétés et d'émotions, le repos des organes génitaux, des bains tièdes très-prolongés ou courts, suivant la manière dont ils sont supportés, additionnés de substances calmantes, des aspersions et des injections fraîches, et suivant les circonstances l'usage de quelques préparations calmantes, antipasmodiques et ferrugineuses.

Dans le second cas, c'est-à-dire quand on aura affaire à ces natures torpides qui par leur inertie sexuelle semblent devoir échapper aux lois suprêmes de la reproduction, il faudra, indépendamment des agents capables de porter une vive stimulation directe dans l'appareil génital et que nous avons fait connaître à l'occasion de l'aménorrhée, il faudra, dis-je, avec une discrète prudence, chercher à imprimer à toute l'économie un certain degré d'activité ou d'excitation vitale au moyen d'un régime relevé et d'une médication spéciale.

On a, de nos jours, beaucoup trop déprécié l'action, ou exagéré la valeur de ces substances dites aphrodisiaques. Certes aucune d'elles, il faut le dire, n'est à proprement parler spécifique, aucune n'est assez puissamment douée pour provoquer l'animation génératrice dans des organes impassibles et stériles; mais quelques-unes peuvent incontestablement y concourir dans une certaine mesure, et je suis d'avis qu'il ne faut pas en dédaigner les ressources; nous citerons parmi les aliments ou les condiments qui jouissent à ce point de vue d'une certaine valeur : le gibier, les truffes, les alliacés, les artichauts, le céleri, le café, les spiritueux, le sarrasin, les coquillages et le poisson de mer, la vanille, la cannelle, le poivre long, etc., et parmi les substances médicamenteuses pouvant être employées à l'intérieur ou en frictions : l'ambre gris, le benjoin, le gingembre, les cantharides, l'aloës, le phosphore, etc. On raconte que les Arabes du Sud emploient avec succès, comme excitant gé-nital, la datte qu'ils appellent *halloua*, et pour laquelle ils ont une grande estime.

Nous avons plusieurs fois, dans ces cas, obtenu par le seul usage de nos eaux de Plombières, em-ployées d'une façon toute spéciale, une activité sexuelle suffisante pour rétablir l'aptitude à la fé-condation ; et cette propriété incontestable que je leur accorde, n'avait pas échappé à l'observation des anciens ; c'est à propos de ces torpides organisa-tions que *Jean Winter* dit en parlant des eaux de Plombières : *In Balneis etiam uteris frigidis con-ferunt.* Voici un exemple des résultats qu'on peut en attendre :

Obs. 29e. — Une jeune femme de l'une de nos petites villes du Nord, grande, lymphatique, d'un embonpoint médiocre, mariée depuis trois ans, sans enfants, à un homme jeune, bien portant, vint me trouver à Plombières et me raconta qu'elle n'avait été réglée qu'à 18 ans, toujours irrégulièrement et peu abondamment ; que pendant près d'un an elle avait eu une suppression complète avec tous les symptômes de la chlorose ; qu'elle était à peine guérie lors de son mariage, qu'elle était et avait toujours été apathique, paresseuse, insouciante au physique ainsi qu'au moral ; qu'étant fille unique, elle avait été élevée chez sa mère, sans émulation, sans exercice, en dehors du monde; qu'elle s'était mariée sans répulsion comme sans entraînement, qu'elle n'avait jamais compris ce que son mari exigeait d'elle; qu'elle éprouvait plus que de l'indifférence dans l'accomplissement de ses devoirs conjugaux, et qu'en somme elle ne désirait d'enfant que pour satisfaire sa famille. Elle était d'ailleurs parfaitement conformée et assez bien portante.

Je conseillai les bains ferrugineux, les douches très-chaudes et alternativement écossaises, des irrigations vaginales à une température aussi élevée qu'elle put les supporter, des étuves de siége au Trou des Capucins, le massage, de l'exercice à pied et à âne, des viandes noires, un peu de vin pur, du café noir, un peu de gingembre en poudre aux repas, de l'eau ferrugineuse, etc. Plusieurs jours de suite elle ressentit quelques frémissements, quelques sensations inaccoutumées pendant son étuve; elle se crut enceinte, je ne le crus pas, mais j'en présageai de bons résultats. En quittant nos eaux, cette dame fit un voyage en Suisse avec son mari, et à son retour dans sa famille, elle était grosse.

Il arrive bien souvent aussi que chez ces froides et torpides natures, un embonpoint trop considérable vient ajouter encore toute l'influence que nous lui avons attribuée précédemment, aux chances déjà si grandes de stérilité. Cependant, malgré le concours fâcheux de cette circonstance aggravante, voici un fait qui prouve qu'il ne faut pas légèrement désespérer des ressources de l'art; c'est encore aux eaux de Plombières que nous le devons.

Obs. 30° — Madame la baronne de***, de la Champagne, âgée de 28 ans, mariée depuis plus de 7 ans, sans enfants, douée d'un tempérament essentiellement lymphatique et froid, d'un caractère calme, insouciant, sans impressionnabilité, a toujours été fort grasse et bien portante; mais dans les deux premières années de son mariage, elle a acquis un embonpoint excessif qui la rendit lourde, paresseuse, casanière; elle vit en même temps, ses règles, qui jusque là étaient fort modérées, diminuer encore, et le sang s'appauvrir remarquablement. Après avoir vainement suivi tous les conseils, essayé d'une foule de moyens pour rendre de l'activité à la menstruation et en vue du désir qu'elle avait de se créer une famille, cette dame vint à Plombières réclamer mes soins. Je l'examinai avec soin : tous les organes étaient sains, mais toutes les fonctions portaient le cachet de son tempérament frigide; elle me confia que les caresses conjugales n'éveillaient en elle aucune espèce de sensation, qu'elle y était matériellement insensible, malgré le véritable attachement qui l'unissait à son mari et le désespoir qu'elle éprouvait de ne pouvoir partager ses transports.

Je conseillai : tous les matins une douche générale très-chaude, suivie d'un massage vigoureux et d'une promenade assez longue et assez rapide pour provoquer une transpiration abondante ; à dix heures, une séance au Trou des Capucins; tous les soirs, avant le dîner, une injection vaginale d'un quart d'heure, à une température aussi élevée qu'elle pouvait la supporter; un régime sec composé de viandes noires, de gibier, pain de sarrasin, vin pur, café, ferrugineux, avec quelques prises de gingembre en poudre; exercice à pied dans les montagnes; tous les soirs en se couchant, frictions sur les reins et le bas-ventre avec un mélange de teinture de benjoin et de cantharides. Rentrée chez elle après six semaines de séjour à nos eaux, cette dame continua une partie de son traitement pendant plusieurs mois encore, et au printemps suivant j'appris qu'elle était enceinte. Je l'ai revue depuis, mère de deux enfants bien portants.

Nous devons ajouter ici que, dans les cas d'obésité, et surtout en raison du développement considérable que les grandes lèvres peuvent acquérir, la matrice paraît souvent extrêmement élevée; de sorte qu'il en résulte parfois une véritable disproportion entre les organes copulateurs des deux sexes, qui augmente par conséquent les chances de stérilité. Ordinairement alors, et c'est ce qui est arrivé dans l'observation précédente, nous conseillons, pour favoriser la fécondation, d'avoir recours, pendant les rapports conjugaux, à l'usage d'une ceinture hypogastrique construite de façon à déprimer légèrement la matrice, et à rétablir autant que possible entre les organes génitaux un rapprochement nécessaire à l'imprégnation utérine.

CHAPITRE VI.

DE QUELQUES CONSÉQUENCES PHYSIOLOGIQUES ET PATHOLOGIQUES DE LA STÉRILITÉ.

S'il est vrai, ainsi que nous l'avons vu, que les affections des ovaires peuvent être, à juste raison, comptées au nombre des causes fréquentes de stérilité, nous pouvons affirmer avec non moins de certitude, qu'à son tour la stérilité est une des sources communes des maladies ovariques les plus graves.

Nous voyons tous les ans à Plombières, un certain nombre de personnes affectées de tumeurs fibreuses ou squirrheuses des ovaires, de kystes, et d'ovarites chroniques avec toutes les formes de dégénérescence ; et nous avons toujours remarqué que ces maladies étaient infiniment plus fréquentes chez les femmes sans enfants, que chez celles qui en ont eu plusieurs, et qu'elles étaient relativement fort rares chez les mères d'une nombreuse famille. Cela est d'ailleurs d'accord avec la logique des phénomènes physiologiques.

Si en effet, on observe bien ce qui arrive dans la succession des actes divers qui concourent à la reproduction ; si on réfléchit à ce qui se passe dans l'appareil génital après la fécondation, si on considère que la matrice devient alors le centre d'une forte fluxion physiologique, d'un travail actif de concentration et de production, pendant que les ovaires se retirent en quelque sorte de la scène active de la vie pour se reposer dans un sommeil régénérateur (1), on comprendra aisément qu'il n'est pas indifférent pour ces organes, que l'utérus manque au rôle qui lui est dévolu dans la vie conjugale, et on s'expliquera à quel point la stérilité peut effectivement avoir d'influence sur le développement des affections ovariques.

Nous avons toujours apporté le plus grand soin dans l'étude des malades affectées de ces graves altérations ovariques, afin de préciser autant que possible l'époque de leur origine. Il était important en effet, pour éviter une confusion facile de causes et d'effets, de s'assurer qu'elles n'avaient pas précédé le mariage et qu'elles ne s'étaient développées que trop longtemps après cette époque pour qu'on pût leur attribuer la stérilité. Voici d'ailleurs des faits curieux qui ne laissent aucun doute à cet égard.

Obs. 31-2-3-4es. — Il nous a été adressé à Plombières, à différentes époques, quatre sœurs dont la mère fort âgée jouissait encore d'une santé parfaite,

---

(1) « On dirait que ces organes ne semblent conserver alors que le » degré de vitalité nécessaire pour maintenir les vésicules dans l'état » de développement qu'elles avaient acquis jusque-là.
                                                    » NEGRIER. »

après avoir mis au monde et élevé onze enfants ; ces dames portaient toutes les quatre des tumeurs fibreuses ovariques à des degrés divers de développement.

L'une d'elles était religieuse, et chez elle les tumeurs s'étaient révélées au couvent vers l'âge de trente ans, et avaient acquis promptement un volume assez considérable sans occasionner de troubles sérieux dans sa santé.

Deux autres sœurs étaient mariées depuis seize et dix-huit ans sans avoir jamais eu d'enfants. Elles portaient l'une et l'autre, plusieurs tumeurs dures, arrondies, indolentes, qui remplissaient tout l'hypogastre, partant à la fois des ovaires et de la matrice, et dont elles ne s'étaient aperçues que plus de dix années après leur mariage, après l'âge de trente ans. Elles étaient toutes deux fort sujettes à des pertes sanguines considérables qui avaient affaibli leur constitution et dérangé leur santé.

Enfin la quatrième de ces dames, mariée à vingt ans, avait eu un enfant dans la deuxième année de son mariage, et devenue veuve peu de temps après, elle s'était vue, vers l'âge de trente et un ans, envahir par la même affection que celle de ses sœurs. Quand cette dernière vint me trouver, elle n'avait encore qu'une seule tumeur du volume d'une orange, arrondie, dure, indolente, mobile et manifestement implantée sur l'ovaire gauche. Mais déjà des hémorrhagies utérines s'étaient reproduites à diverses reprises, et sa santé générale commençait à s'altérer.

La coïncidence chez ces quatre sœurs, de tumeurs fibreuses, développées à peu près au même âge, vers la fin de la première moitié de la période adulte, et par conséquent beaucoup trop longtemps après le mariage pour avoir pu apporter des entraves à l'accomplissement de ses fins, est assurément un exemple curieux des conséquences funestes de la stérilité; et s'il avait pu rester quelques doutes à cet égard, l'observation de la quatrième de ces dames, les eût complétement dissipés, puisque, mère d'un premier enfant dans la deuxième année de son mariage, elle ne présenta le germe d'une tumeur ovarique que fort longtemps après la mort de son mari.

La gestation n'est pas seulement, comme nous venons de le voir, un temps de repos pour les ovaires, en raison de la suspension du travail ovulaire et des phénomènes congestifs qui l'accompagnent; mais, par ce fait même, elle peut encore devenir l'occasion et le moyen de résolution d'un foyer d'irritation ou de phlegmasie chronique dont ces organes pourraient être affectés. Voici un exemple remarquable de ce qui arrive en pareille circonstance.

Obs. 35. — Je soignais depuis trois mois une

jeune dame de Nancy pour une ovarite chronique du côté gauche, qui paraissait être la conséquence d'un premier accouchement, et qui d'ailleurs était parfaitement caractérisée par tous les signes du toucher, par une sensibilité douloureuse et permanente dans ce côté du bas-ventre; par des irradiations névralgiques dans l'aine et la crête iliaque correspondante; souffrances que la marche, le coït et les congestions menstruelles augmentaient souvent au point de la condamner au repos absolu.

Sous l'influence d'une médication antiphlogistique et résolutive, cette dame commençait à éprouver une légère amélioration dans son état, quand elle devint enceinte pour la deuxième fois. Je fis aussitôt suspendre tout traitement. La santé revint, la grossesse fut belle, l'accouchement heureux. Depuis lors cette dame se porte à merveille, et tous les signes de son ancienne affection ont disparu.

Dans les faits de ce genre, qui ne sont certes pas fort rares, je crois que la guérison ne doit pas être exclusivement attribuée aux conséquences physiologiques de la gestation, mais qu'il faut encore tenir un compte très-réel des effets résolutifs de la compression lente et continue que la matrice exerce sur les ovaires, par suite de son développement progressif.

En concentrant sur l'utérus une suractivité vitale énergique, la grossesse n'est pas la seule période de la génération qui opère une révulsion puissante en faveur du repos des ovaires. La lactation elle-même, ce dernier relai de la reproduction, en appelant sur les seins une fluxion considérable, et en ouvrant ainsi un écoulement à un excès de vitalité, prolonge de quelques mois encore, l'état passif des ovaires, en même temps qu'elle assure à la matrice qui vient d'accomplir une fonction si laborieuse, un temps de repos nécessaire à sa réhabilitation.

C'est qu'en effet la succession régulière dans l'action physiologique des organes est une loi qui domine tous les phénomènes de la vie, qu'on ne brave pas impunément, car le repos est nécessaire à tout ce qui agit. Aussi, dans le fait qui nous occupe, la stérilité se présente-t-elle comme un état contre nature qui, en violant cette loi de prévoyance et de sollicitude, livre les ovaires aux conséquences fâcheuses d'une incessante activité.

L'*obésité* que nous avons également signalée au nombre des causes possibles de la stérilité, peut aussi en être considérée comme une de ses conséquences fréquentes. N'est-ce pas en effet chose assez commune de voir des jeunes femmes sans enfants s'arrondir et prendre un certain embonpoint après quelques années de mariage? Cela se conçoit: toute cette partie des éléments nutritifs destinés à la reproduction, s'ajoute à ceux de l'assimilation régulière et développe dans le système nutritif une activité d'appropriation qui semble absorber une partie de la vitalité des autres systèmes, et notamment de celui de la génération. C'est un cercle vicieux dont il faut se défendre par tous les moyens rationnels.

Cancers utérins. — Quelques auteurs ont considéré la stérilité comme une des causes du cancer de la matrice ; je crois que c'est une erreur. Mes observations me portent au contraire à affirmer que, toutes proportions gardées, ces affections sont moins fréquentes chez les vieilles filles et chez les femmes stériles que chez celles qui ont subi les fatigues et les dangers d'une nombreuse reproduction.

Maladies nerveuses. — Il n'en est pas de même de certaines affections nerveuses à formes hystérique, nymphomane ou hypochondriaque, qui, au contraire, sont plus particulièrement le partage des femmes stériles, chez lesquelles le système sensitif prédomine plus ou moins. Les accidents de cette sorte se manifestent surtout pendant toute la période adulte, et bien souvent aussi à l'époque de la ménopause, comme crises de l'agonie sexuelle.

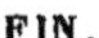

FIN.

www.ingramcontent.com/pod-product-compliance
Ingram Content Group UK Ltd.
Pitfield, Milton Keynes, MK11 3LW, UK
UKHW022049070726
13613UKWH00002B/742